专家与您面对面

艾滋病

主编 / 付丽珠

U0307045

中国医药科技出版社

图书在版编目（CIP）数据

艾滋病 / 付丽珠主编 . -- 北京：中国医药科技出版社，2016.1

（专家与您面对面）

ISBN 978-7-5067-7672-1

Ⅰ . ①艾… Ⅱ . ①付… Ⅲ . ①获得性免疫缺陷综合征 - 防治 Ⅳ .

① R512.91

中国版本图书馆 CIP 数据核字 (2015) 第 144484 号

专家与您面对面——艾滋病

美术编辑 陈君杞

版式设计 大隐设计

出版　中国医药科技出版社

地址　北京市海淀区文慧园北路甲 22 号

邮编　100082

电话　发行：010-62227427　邮购：010-62236938

网址　www.cmstp.com

规格　880×1230mm $^1/_{32}$

印张　5 $^1/_2$

字数　87 千字

版次　2016 年 1 月第 1 版

印次　2018 年 4 月第 3 次印刷

印刷　三河市双峰印刷装订有限公司

经销　全国各地新华书店

书号　ISBN 978-7-5067-7672-1

定价　19.80 元

本社图书如存在印装质量问题请与本社联系调换

内容提要

艾滋病怎么防？怎么治？本书从"未病先防，既病防变"的理念出发，分别从基础知识、发病信号、鉴别诊断、综合治疗、康复调养和预防保健六个方面进行介绍，告诉您关于艾滋病您需要知道的有多少，您能做的有哪些。

阅读本书，让您在全面了解艾滋病的基础上，能正确应对艾滋病的"防"与"治"。本书适合艾滋病患者及家属阅读参考，凡患者或家属可能存在的疑问，都能找到解答，带着问题找答案，犹如专家与您面对面。

专家与您面对面

丛书编委会（按姓氏笔画排序）

　　"健康是福"已经是人尽皆知的道理。有了健康，才有事业，才有未来，才有幸福；失去健康，就失去一切。那么什么是健康？健康包含三个方面的内容，身体好，没有疾病，即生理健康；心理平衡，始终保持良好的心理状态，即心理健康；个人和社会相协调，即社会适应能力强。健康不应以治病为本，因为治病花钱受罪，事倍功半，是下策。健康应以养生预防为本，省钱省力，事半功倍，乃是上策。

　　然而，污染的空气、恶化的水源、生活的压力等等，来自现实社会对健康的威胁却越来越令人担忧。没病之前，不知道如何保养，一旦患病，又不知道如何就医。基于这种现状，我们从"未病先防，既病防变"的理念出发，邀请众多医学专家编写了这套丛书。丛书本着一切为了健康的目标，遵循科学性、权威性、实用性、普及性的原则，简明扼要地介绍了 100 种疾病。旨在提高全民族的健康与身体素质，消除医学知识的不对等，把健康知识送到每一个家庭，帮助大家实现身心健康的理想。本套丛书的章节结构如下。

　　第一章 疾病扫盲——若想健康身体好，基础知识须知道；

　　第二章 发病信号——疾病总会露马脚，练就慧眼早明了；

　　第三章 诊断须知——确诊病症下对药，必要检查不可少；

第四章 治疗疾病——合理用药很重要，综合治疗效果好；

第五章 康复调养——三分治疗七分养，自我保健恢复早；

第六章 预防保健——运动饮食习惯好，远离疾病活到老。

按照以上结构，作者根据在临床工作中的实践体会，和就诊时患者经常提出的一些问题，对100种常见疾病做了系统的介绍，内容丰富，深入浅出，通俗易懂。通过阅读，能使读者在自己的努力下，进行自我保健，以增强体质，减少疾病；一旦患病，以利尽早发现，及时治疗，早日康复，将疾病带来的损害降至最低限度。一书在手，犹如请了一位与您面对面交谈的专家，可以随时为您答疑解惑。丛书不仅适合患者阅读，也适用于健康人群预防保健参考所需。限于水平与时间，不足之处在所难免，望广大读者批评、指正。

编者

2015 年 10 月

目录

第1章 疾病扫盲
——若想健康身体好，基础知识须知道

第2章　发病信号

——疾病总会露马脚，练就慧眼早明了

第3章 诊断须知
——确诊病症下对药，必要检查不可少

第4章 **治疗疾病**
————合理用药很重要，综合治疗效果好

第5章　**康复调养**
　　——三分治疗七分养，自我保健恢复早

第6章 **预防保健**
——预防护理都做到，远离疾病活到老

第 1 章

疾病扫盲

若想健康身体好，基础知识须知道

艾滋病距离我们远吗

　　艾滋病已成为当今世界面临的最严峻挑战之一，自从首例艾滋病被发现以来，艾滋病已经造成 2500 万人丧生，约 4000 万人受感染，截止到 2010 年，中国确定感染者和患者共计 37 万例，疫情波及 31 个省（自治区、直辖市），艾滋病病例报告数呈明显上升趋势。

　　由于社会对艾滋病患者普遍的歧视与恐惧心理，导致有些艾滋病病毒感染者处于隐蔽状态，因此专家估计，中国现有艾滋病病毒感染者人数已超过了 100 万。在中国，不仅艾滋病感染人数剧增，并且艾滋病疫情已开始从高危人群向一般人群传播。

　　经性传播和母婴传播艾滋病的比例逐年增长。

　　另外，现阶段的中国，艾滋病流行的危险因素广泛存在，如具有高危行为的人数增加、安全套使用率低、艾滋病相关知识缺乏、社会歧视严重、农村地区卫生医疗条件恶劣、部分地区存在经输血和其他医源性感染的危险等。

　　上述种种充分说明了艾滋病离我们并不遥远，艾滋病可能就在你我身边，也许从您身边擦肩而过的就是一位艾滋病病毒感染者或艾滋病患者，也许在公交车上、餐馆中您身旁的人就是艾滋病病毒感染者或艾滋病患者。

世界上第一例艾滋病是如何发现的

1969 年，一位名叫罗伯特的美国人，得了一种奇怪的疾病，他多方求医，最终没能诊断清楚，无法医治而死亡，人们把他的部分组织保存起来。1980 年 6 月，美国一名叫盖尔坦的男男性行为者，被诊断患了卡波西肉瘤，不久就死去了。接着，他的两个男性性伴侣以及一批年轻的美国男男性行为者，相继患了该病。此病在男男性行为者中蔓延之快，病情之严重，引起了医学界的高度关注。

美国疾病控制和预防中心成立了由癌症专家、毒理学家和社会学家组成的调查研究小组，对这种被称为"同性恋者癌症"的疾病进行调查。在调查中，他们发现这种新病以人体免疫力严重缺损为特征，两年内已有 26 位男男性行为者患此种疾病，同时他们发现，这种疾病已在男男性行为群体中蔓延开来。当时，这种疾病被命名为"男性同性恋者免疫缺陷症"。

随着时间的推移，患者急剧增加。1982 年 3 月，有 285 位该病患者，到 5 月，仅美国就有 900 人患病。使专家们惊奇的是，这种被称为"男性同性恋者免疫缺陷症"的疾病，除了男男性行为者外，还有异性恋者、吸毒者、儿童及血友病患者。这一病种的名字，显然与事实不符。根据这一情况，学者们于 1982 年秋更改了这一新病种的命名，称为

"获得性免疫缺陷综合征"，即艾滋病。美国人罗伯特就成为世界上第一位患艾滋病的人。

人体感染艾滋病病毒会立即死亡吗

感染了艾滋病病毒不会立即死亡。一个人从艾滋病病毒感染者发展到艾滋病患者可由数月至数年，一般为 7 ~ 10 年，最长可达 19 年以上。

影响发病快慢的因素很多，积极地寻求医学指导，采取有效的治疗，营养和保健措施等，都对延缓发病有着很重要的作用。潜伏期越长，艾滋病病毒感染者的生命也越长。

所以，感染了艾滋病病毒的人，切莫自暴自弃，而要想方设法延缓发病。只要没有进入发病期，艾滋病病毒携带者就能和正常人一样工作和生活。

艾滋病病毒的起源

目前主要有三种假说：自然说、医源说和人为说。

自然说认为，艾滋病病毒是自然演变而产生的，在偶然的机会感染了人类。

　　比较流行的说法是艾滋病病毒来源于非洲的黑猩猩或绿猴等；医源说认为，人类在生产小儿麻痹症疫苗时使用了被污染的黑猩猩的组织器官，在接种疫苗时被感染。

　　人为说又有几种观点：一是认为，艾滋病病毒是某国情报机构制造的生物武器；二是认为，它是基因工程带来的灾难；三是认为，艾滋病病毒是纳粹的残渣余孽或者某个疯狂的科学家企图进行种族灭绝、建立世界新秩序的产物。

　　但是，随着研究和调查的深入，专业人员否认了后两种说法，肯定了前一种说法。

　　在艾滋病病毒（HIV）的自然演化假说中，根据对 HIV-1、HIV-2 以及猴艾滋病病毒的全面系谱分析，目前基本被接受的理论是 HIV-1 和 HIV-2 分别起源于不同灵长类动物的猴艾滋病病毒，即 HIV-1 起源于非洲黑猩猩中的猴艾滋病病毒，而 HIV-2 则起源于非洲白眉猴中的猴艾滋病病毒。

艾滋病病毒能杀灭吗

艾滋病病毒尽管很凶残，但它对外界抵抗力却很弱，加热56℃、30分钟可以将它灭活；一般消毒剂如50% ~ 70%酒精、5%苯酚、0.1%家用漂白粉、2%福尔马林，2%次氯酸钠等也可灭活病毒。

艾滋病病毒感染者或患者的废弃物可采用焚烧的方法，需重复使用的衣物可用煮沸及高压蒸气消毒，不宜煮沸的物品可用2%戊二醛、70%酒精等浸泡10分钟后再洗净。

家用漂白粉、次氯酸钠及酒精等常用于被艾滋病病毒污染的环境及物体表面的消毒。

艾滋病病毒对紫外线不敏感。

艾滋病病毒感染者、艾滋病患者和艾滋病病人有何区别

艾滋病病毒感染者指感染艾滋病病毒，免疫功能破坏不甚严重，没有发生机会性感染的人员。

也就说机体感染了艾滋病病毒以后，并没有马上发病，病毒潜伏在体内不断复制，缓慢地破坏机体的免疫系统，毁坏人体的免疫

功能，在免疫功能还没有受到严重破坏的情况下（一般指 CD4$^+$T 淋巴细胞 ≥ 200 个 /mm^3），没有出现严重的腹泻、疱疹和持续的消瘦、高热等艾滋病的临床症状体征，所以被称为艾滋病病毒感染者。

有些感染者在艾滋病病毒进入体内约 2 ~ 4 周时，出现艾滋病病毒血症和免疫系统急性损伤所产生的症状，如发热、盗汗、咽痛、腹泻、皮疹和淋巴结肿大等，大多数感染者临床症状轻微，持续 1 ~ 3 周后缓解，但是这些症状往往被误认为是普通感冒或一些常见病的症状，也不会引起人们的注意，这时感染者从外表上看和正常人没有多大区别。

艾滋病患者指机体感染艾滋病病毒后，随着免疫功能的逐渐丧失，机体出现各种机会性感染或恶性肿瘤的患者，为感染艾滋病病毒的最终阶段，大多数 2 ~ 3 年左右就会死亡。

当艾滋病病毒感染者的免疫系统受到严重破坏，特别是 CD4$^+$T 淋巴细胞下降到 200 个 /mm^3 以下之后，各种细菌、病毒、原虫等病原微生物就会乘虚而入，对正常人不致病的一些细菌、病毒，也因机体免疫功能的降低而使艾滋病患者发生多种疾病，就是常说的机会性感染，如出现严重的疱疹、腹泻、肺炎、口腔念珠菌病、恶性肿瘤等综合征。

这时，感染者就成为艾滋病患者了。

从医学角度说，艾滋病病人与艾滋病患者还没有明确的划分。在新闻报道领域，使用"艾滋病病人"仅限于得了艾滋病并在医疗场所求医的人，大多数情况下，艾滋病患者并没有充当病人的角色。一般来说，艾滋病病人肯定是艾滋病病毒感染者，而感染者却不一定是病人。两者的相同之处是体内都有艾滋病病毒，都能将病毒传染给别人。两者之间没有明显的界线，是一个渐渐发展的过程。由于感染者的隐蔽性，往往比艾滋病患者更危险。

当前我国艾滋病传播有哪些特点

（1）艾滋病疫情上升速度进一步减缓。艾滋病病毒感染者和患者总数估计仍在增加，但是艾滋病病毒新发感染的人数在进一步减少。哨点监测数据显示，除男男性行为人群艾滋病病毒抗体阳性检出率呈上升趋势外，吸毒者、暗娼、性病门诊就诊者、孕产妇人群的艾滋病病毒抗体阳性检出率都趋于相对平稳状态，提示除男男性行为人群外，艾滋病病毒的新发感染在一定程度上得到了控制。

（2）性传播持续成为主要传播途径，同性传播速度上升明显。最近两年哨点监测结果显示，男男性行为人群艾滋病病毒抗体阳性检出率均大于1%，且逐年快速升高，成为推动艾滋病疫情扩散的重要原因之一，2008～2009年在61个城市开展的男男性行为人群专题调查结果显示，全国大、中城市的男男性行为人群艾滋病病毒抗体阳性检出率平均高达5%，在西南的主要城市，如贵阳、重庆、昆明、成都，艾滋病病毒抗体阳性检出率高于10%，提示艾滋病在该人群中呈快速流行。

（3）全国艾滋病总体呈低流行态势，部分地区和高危人群疫情严重。2009年疫情估计结果显示，疫情估计数超过5万人的省份有6个，占全国估计总数的61.8%；1万～5万人的省份有9个；5000人以下的省份有8个，占全国估计总数的2.3%。累计报告艾滋病病毒感染者和患者数排名在前20位的县（区、市）主要分布在云南、广西、新疆、河南、四川和广东。

（4）受艾滋病影响人群增多，流行模式多样化，中国艾滋病流行态势复杂，疫情正从高危人群向一般人群缓慢扩散。艾滋病疫情还处于低流行态势，但是中国地域广阔、人口众多，经济发展不平衡，特定人群和部分重点地区已经出现高流行态势，艾滋病疫情正在从高危人群向一般人群扩散，艾滋病流行的危险因素广泛存在，防治形势依然严峻，防治任务依然任重道远。

艾滋病在我国的流行分为哪几个阶段

自 1985 年我国发现首例艾滋病患者至今，艾滋病在我国的流行经历了三个阶段。

第一阶段：散发期（1985 ~ 1988 年），全国报告 19 例艾滋病病毒感染，主要分布在沿海各大城市，多为散发，以外籍公民或海外华人为主，只有发生在浙江的 4 例血友病患者，因使用污染的进口血液制品而感染。

第二阶段：局部流行期（1989 ~ 1994 年），以 1989 年 10 月在云南边境瑞丽吸毒人群中发现 146 例艾滋病病毒感染病例为起点，此后在德宏州的几个市县局部流行。

其他省份吸毒人员中偶有感染者发现。

同期国内其他地区在性病患者、暗娼、归国人员中也相继发现艾滋病病毒感染。

第三阶段：广泛流行期（1995 年至今），此期艾滋病病毒感染者人数迅速上升，一方面由于云南吸毒人群中艾滋病病毒的扩散，另一方面 1995 年起我国中部一些地区地下采血浆造成为数不少的艾滋病病毒感染。

同期，许多地区在性病患者、暗娼中经过性接触传播的感染者人数亦不断增加。

艾滋病是如何在中国渐渐流行起来的

艾滋病在世界各地迅速传播、蔓延和流行，中国也没能幸免。

中国人口密度高，流动人口多，为艾滋病感染、传播、蔓延提供了有利条件，再加上亚洲地区周边国家的人群通过各种渠道向中国扩散艾滋病病毒，艾滋病病毒在中国的传播蔓延速度越来越快。

1985年6月4日，一位美籍阿根廷人来到中国旅游，在北京的旅程中，他突然发病，出现发热、咳嗽、呼吸困难等症状，陪同人员赶紧把他送往北京协和医院急救。两天后，该患者因抢救无效在医院死亡。当时，医院的医护人员还不完全清楚患者死亡的原因，直到几天后与患者的私人医生联系后才知道，此人在国外已被确诊为艾滋病。

卫生部派专家进一步检验确认该患者是因艾滋病死亡，大家意识到这是中国大陆首次发现的艾滋病患者。自此，中国的国土上多了艾滋病这样一个"瘟神"，时时刻刻威胁着人们的生存。

🧑‍⚕️ 艾滋病病毒揭秘

艾滋病病毒即人类免疫缺陷病毒，是一种攻击人体免疫系统的病毒，使免疫系统遭到破坏，机体丧失对各种疾病的抵抗力而发病、死亡。

艾滋病病毒一旦进入人体，就与细胞的基因整合为一体，人体没有能力使其分开，更没有力量杀灭它，艾滋病病毒就成为一种"并入基因"的病毒。与其他病毒一样，人体免疫系统在接触艾滋病病毒后会产生抗艾滋病病毒抗体，但这种抗体对人体是没有保护作用的，因而无法阻止艾滋病病毒的复制和扩散。

艾滋病病毒与其他病毒的不同之处主要在于具有极强的变异能力，一个艾滋病病毒在一天时间内可以复制出 100 亿个病毒，而且基因变异的概率是万分之一，这样迅速的随机变异使得疫苗的研发很困难，也是至今没有成功研制出疫苗的主要原因之一。

🧑‍⚕️ 艾滋病病毒藏在哪里

到目前为止，只发现艾滋病病毒感染者和艾滋病患者可以传播艾滋病病毒。

艾滋病病毒主要存在于艾滋病病毒感染者或艾滋病患者血液、精液、阴道分泌物、乳汁、伤口渗出液、淋巴细胞、肝、骨髓、心、肾等。

其中，血液和精液中的艾滋病病毒浓度最高，很容易传播给他人。

汗液、唾液、尿液和粪便等都不含有或只含有极少的艾滋病病毒，因此不会造成传播。

人类艾滋病病毒的分类

艾滋病病毒分为 HIV-1 和 HIV-2 两种，目前广泛流行于全球的是 HIV-1。

HIV-2 最早发现于西非地区，随着时间的推移，该毒株在欧洲、美国、南美、亚洲的一些艾滋病病毒感染者中也被检测到，尤其是印度感染 HIV-2 的数量正在迅速增加，我国的部分地区也陆续发现此类病毒感染者和患者。

从目前的流行情况看，HIV-1 是当前主要的艾滋病流行毒株，大量的研究也证明，在性活动中 HIV-2 比 HIV-1 的传染性低 5 ~ 9 倍，在母婴传播中 HIV-2 比 HIV-1 低 15 ~ 30 倍。

感染 HIV-2 的机体自然可发展成艾滋病，但潜伏期相对长，症状较轻，存活期也长。

据有关专家对艾滋病病毒的研究和分析，艾滋病病毒的主要特点大致有七条。

（1）病毒主要攻击人体的 T4 淋巴细胞。

（2）一旦侵入机体细胞，病毒就与机体的细胞整合在一起，终生难以消除。

（3）病毒基因多变。

（4）广泛存在于感染者的血液、精液、阴道分泌物以及唾液、尿液、乳汁、脑脊液和有神经症状者的脑组织中，尤以血液、精液、阴道分泌物中的浓度最高。

（5）感染者的潜伏期长，病死率高。

（6）病毒基因组比已知的任何逆转录病毒基因都复杂。

（7）对乙肝病毒有效的消毒方法对艾滋病病毒均有效。

艾滋病病毒目前有的亚型

艾滋病病毒具有极大的变异性。

现在已经知道，HIV-1 至少可以分为 13 个亚型，归类于 M、O 和 N 三个组，其中 M 组有 A、B、C、D、E、F、G、H、I、J 和 K

共 11 个亚型；O 组有 O 亚型，N 组有 N 亚型。

HIV-2 至少有 A、B、C、D、E、F 和 G 共 7 个亚型。

艾滋病病毒亚型在病原学、流行病学、实验诊断、临床症状、药物筛查和评估、疫苗研制上颇为重要。

HIV-1 各亚型间是否也有着传播力的差异呢？

研究显示，在特定的条件下，不同 HIV-1 亚型在传播力上的确存在差异，如 HIV-1C 亚型比 B 亚型在异性性行为时更容易传播。

近年来，HIV-1 各亚型在各地的流行出现了新的趋势。

非洲撒哈拉地区以南流行的主要是 A 亚型，现在正被 C 亚型所取代；泰国静脉吸毒人群中流行的主要是 B 亚型，但是新感染者中 A 亚型感染的比例正迅速上升；在中国和印度，以前发现感染的多是 HIV-1B 亚型，现在却是 C 亚型及其重组型。

HIV-1 各亚型感染所占比例的改变，提示了 HIV-1 各亚型的传播力可能不尽相同。

处在窗口期会传播艾滋病吗

从艾滋病病毒进入人体，到人体产生针对该病毒的抗体，并能用目前的方法检测出抗体之前的这段时间，称为窗口期。

窗口期通常为 2 周到 3 个月，少数人可达 4 个月或 5 个月，很少超过 6 个月。在这段时间，感染者的血液中查不出病毒抗体，但能够将病毒传给别人。

因此，怀疑感染艾滋病而初筛检查阴性者，应在 3 个月后复查或进行艾滋病病毒核酸检测，因为此人有可能处在艾滋病的窗口期。处在窗口期的感染者是一个"隐形杀手"，可以很隐蔽地将病毒传给别人。

艾滋病能预防吗

首先，艾滋病病毒的传播途径非常明确，通过血液、性和母婴三种途径传播；其次，艾滋病病毒在体外环境下很脆弱，很容易被杀死，因此艾滋病病毒不通过空气、食物、水等一般性日常生活接触传播。另外，艾滋病病毒不能在蚊虫体内生存，不能通过蚊虫叮咬传播。

因此，艾滋病的传播主要与人类的社会行为有关，完全可以通过规范人们的社会行为而被阻断，是能够预防的。

🩺 艾滋病能治愈吗

从人类面对艾滋病病毒挑战的第一天起，人们就想征服它。

在十几年与艾滋病病毒的斗争中，人们已经积累了一定的经验，知道了哪些是预防艾滋病病毒传播的有效方法，而且研制了一些能够有效抑制艾滋病病毒的药物，这些药物已能在某种程度上缓解艾滋病患者的症状，延长了患者的生命并提高其生活质量。

但是，这些药物十分昂贵，同时有很大的副作用，而且有些药物长时间使用以后对艾滋病病毒就没有效果了。另外，我国试用中医中药治疗艾滋病也取得了一定的疗效。

但目前为止，世界上还没有研制出能彻底治愈艾滋病的药物和有效预防艾滋病病毒的疫苗。

🩺 什么是艾滋病

艾滋病是英语"AIDS"中文名称，AIDS 是获得性免疫缺陷综合征的英文缩写。它是由于感染了人类免疫缺陷病毒（简称艾滋病病毒）后引起的一种致死性传染病。

艾滋病病毒主要破坏人体的免疫系统，使机体逐渐丧失防卫能

力而不能抵抗外界的各种病原体，因此极易感染一般健康人所不易

患的感染性疾病和肿瘤，最终导致死亡。

一个感染上艾滋病病毒的人，也许会在很长的一段时间内看上

去或是自我感觉很好，但是他们却可以把病毒传染给别人。

艾滋病与爱滋病、爱资病是一回事吗

AIDS 曾经译为爱滋病、爱资病，后改译为艾滋病，病名的演变

反映了人们认识该病的过程。

中国境内的第一例艾滋病患者是外国人，最早感染艾滋病病毒

的中国人是使用了国外提供的血液制品，以至于有人片面地认为艾

滋病是"舶来品"，是资本主义的产物，并且许多感染者是男男性

行为者或具有多个性伙伴者，因此，也有人就把它音译为"爱资病"

或者"爱滋病"。

很明显，这个词带有贬义、歧视的色彩。无论是艾滋病还是爱

滋病或者爱资病，它们只是一个音译的词汇而已。后来人们认识到

艾滋病仅仅是一种疾病，其传播不仅与商业性行为及具有多个性伙

伴有关，还与血液，母婴传播等因素有关；并且艾滋病患者和患其

他疾病的患者一样，是不幸的、值得同情、需要帮助的，所以改译

为艾滋病。

这种译名的变迁，反映了人们对艾滋病认识的深化，对艾滋病患者的宽容，更反映了社会的进步。

为何艾滋病感染者和患者更容易患结核病

健康人感染了结核菌并不一定发生结核病，只有在人体抵抗力低下的情况下才发病。

艾滋病病毒进入人体后所攻击的正是人体的免疫系统，致使人体抵抗力下降甚至消失，不能抵抗那些对生命有威胁的病菌，最终导致感染者死亡。因此，艾滋病感染者一旦与排菌的肺结核患者接触，由于抵抗力低下或消失，就很容易感染结核菌。

结核菌在其体内迅速恶化、扩散，发展成活动性肺结核的可能性比未感染艾滋病病毒者高 30~50 倍。药物预防是艾滋病感染者预防结核病的最好方法。

在结核病高发地区，感染艾滋病病毒但无症状的儿童也可以用卡介苗预防结核病。

艾滋病感染者有以下任一种情况，都要进行药物预防：结核菌素试验呈阳性反应；肺部有陈旧病灶；来自结核病高发地区。

与感染者或患者一起游泳会被感染吗

一般来说，与艾滋病患者或感染者在同一个游泳池游泳不会感染上艾滋病。因为艾滋病病毒要进入到人体内才会引起感染，而在游泳池游泳，病毒不会穿过皮肤进入人体内。而且，游泳池的水中含有消毒剂，能很快杀死艾滋病病毒。即使游泳池水中含有艾滋病病毒，浓度也很低，不足以引起感染。

与感染者或患者吃饭有危险吗

与感染者或患者一起吃饭是没有危险的。

因为艾滋病病毒不会通过消化道进入人的血液中，胃肠道里的酸性消化液能很快将病毒杀灭。

共用牙刷会感染艾滋病病毒吗

共用牙刷可能感染艾滋病病毒。

在美国新泽西州，两名儿童同在一个家庭幼儿园，平时常常一起玩耍、吃饭，两人在一次患病就诊时，检测后均感染了艾滋病病毒，经过询问得知两人曾共用一把牙刷。

牙刷的缝隙里藏有艾滋病病毒，刷牙时牙龈出血或口腔黏膜溃破，艾滋病病毒就会进入健康人的血液，发生感染。

输血、打针、洁牙可能感染艾滋病吗

如果所输的血液检测合格，注射用具、治牙用具真正做到一人一套并且所用工具能严格消毒，一般不会感染艾滋病。

但是，一些非正规的医疗、美容机构并不能严格检测血液，严格消毒各种工具，客人在这里就有可能感染艾滋病。

美容、理发、纹身可能感染艾滋病吗

如果不能严格消毒一些能刺破皮肤的共用工具，客人在理发（特别是用剃须刀修脸时）、美容、纹身时，就可能感染上艾滋病。

因此，客人应该选择一些正规机构理发、美容，要确信所用的工具经过了严格消毒；尽量不纹身，如果一定要做，也要使用经过严格消毒的工具。

人工授精、器官移植会感染艾滋病吗

人工授精解决了不少家庭无法生育的难题，可是，目前已经发现人工授精感染艾滋病病毒的病例。英国女子 Mary 检查发现自己感染了艾滋病病毒，但并没有不洁性行为。一番回忆后，该女子说曾接受过新鲜精液进行人工授精。医院根据其进行人工授精的病历资料找到捐献精子的男子，检测证明此男子感染有艾滋病病毒。

1983 年，澳大利亚 8 名妇女使用同一男性精液进行人工授精。其中 4 名使用新鲜精液人工授精的妇女艾滋病病毒抗体检测均为阳性。追查之后得知，该精液提供者供精后 2 年就发展成为艾滋病患者。可见，进行人工授精也一定要提高警惕，使用通过检疫贮存后确认安全的精液。

同样，目前骨髓移植、肾移植、角膜移植都有感染艾滋病病毒的报道。所以接受捐献的血液、精液、骨髓以及器官一定要通过正规医院，确保经过安全检疫后方可使用。

外科手术会传染艾滋病吗

这是一个值得探讨的问题，只要从思想上引起高度重视，加强防范措施，是可以避免的。

如果某种外科手术不需要输血，排除了输血感染艾滋病的可能，手术器械、用品又经过严格的消毒，那么通过外科手术染上艾滋病的可能性是不存在的。

但由于目前一些医疗单位的医疗器械包括手术器械、用品消毒合格率低或消毒不彻底，从而导致手术者染上艾滋病的可能性是存在的。

体外血液会传染艾滋病病毒吗

目前，艾滋病的血液传播途径广为人知。

有些人就此认为只要接触到艾滋病病毒感染者或艾滋病患者的血液就会感染艾滋病病毒。

其实，艾滋病病毒的存活有一定的条件，接触到艾滋病病毒感染者或艾滋病患者的血液会不会感染艾滋病，关键在于血液是否脱离人体，脱离的时间有多长以及脱离后血液所处的自然环境。

艾滋病病毒不仅在人体血液系统中能够复制，在脱离人体的血液中也仍能存活。

目前有研究认为，艾滋病病毒在体外血液中的存活时间为数小时至数天不等；病毒含量高的离体血液干涸后 2 ~ 4 小时重新放入培养液中，艾滋病病毒仍然可以继续复制；经过自然干涸 2 小时后的血液残迹才能失去活性。

所以，接触含有艾滋病病毒的体外血液还是存在感染风险的，接触艾滋病病毒感染者或艾滋病患者的体外血液应当谨慎。

献血会感染艾滋病吗

无偿献血是社会文明与进步的标志，中华民族素有救死扶伤、乐善好施的美德。

血液是宝贵的，更可贵的是关爱他人的博爱之心。

无偿献血能最大限度地降低经血传播疾病的危险，特别是有效地防止了乙肝、丙肝、艾滋病等经采供血途径的传播，保证了医疗临床用血的安全，保障了献血者和用血者的身体健康。

现在到正规采供血机构无偿献血的人群和受（输）血者均不会

感染艾滋病，因为无偿献血时使用一次性医疗器械，与他人不会引起交叉感染；并且采集的血液还要经过多人、多种试剂、多种方法的艾滋病检测，只要其中有一次检测结果异常，就会弃之不用，所以无偿献血是安全的。

艾滋病病毒感染者或艾滋病患者不应从事哪些工作

艾滋病病毒感染者处于无症状期时，没有出现艾滋病的特异性症状，身体状况视个人体质的差异，或多或少可以从事一定的体力劳动。可是，艾滋病病毒本身的传染性会使健康人受到潜在的威胁。

所以，本着对他人、对社会负责的态度，有些工作不适宜由艾滋病病毒感染者或艾滋病患者来承担。例如，医护人员、医院内的保洁、护理工人，由于其本身承担和患者健康息息相关的工作，存在传染的可能。

托儿所、幼儿园工作同样不适宜艾滋病病毒感染者或艾滋病患者来做。幼小的儿童自我保护能力较差，在日常的生活、玩耍中容易碰伤、摔伤等，破损的皮肤和艾滋病病毒感染者或艾滋病患者发生接触就会存在感染的风险。

同样，艾滋病病毒感染者或艾滋病患者也不宜从事餐饮业的工作。餐饮业操作间的道具、利器较多，发生划伤的机会多，会使同事或顾客增加感染的可能。

这样的职业不再一一列举，作为社会的一员，应当对每一位社会成员负责。艾滋病病毒感染者或艾滋病患者在保护自己的同时，也要注意保护身边的其他人。

与感染者或患者进行交谈需要保持距离吗

我们知道，一般的日常生活接触不会感染艾滋病病毒，可以和艾滋病病毒感染者或患者进行正常的交谈、握手、拥抱、可以共餐、共浴、共同生活，于是很多人似乎放松了警惕，忽略了很多重要的细节。

这里不得不提醒大家的是：与艾滋病病毒感染者或艾滋病患者的交谈还是要适当保持距离。这并不是一种思想方面的歧视，而是对自我健康的必要防护。

目前，全球结核病与艾滋病双重感染的病历逐年增加。结核病为艾滋病患者最常见的机会性感染之一，一般占20% ~ 50%。而我国是世界上结核病流行比较严重的国家，一个艾滋病病毒感染者或艾滋病患者一年中就有 10% 的结核病感染机会。

因此，在与艾滋病病毒感染者或艾滋病患者交谈时，即使不清楚其是否并发有结核病，也要与其保持一定距离，并不是要防止艾滋病病毒的感染，而是避免结核病通过空气飞沫传播；医务工作者在接触艾滋病病毒感染者或艾滋病患者时，则一定要佩戴口罩，减少感染机会。

为何男同性恋者更易感染艾滋病

同性恋是指选择与自己相同性别的人作为恋人或伴侣，从而获得性满足。世界卫生组织认为：它不是疾病，不是罪恶，更不是道德问题，它是与异性恋情感相同，但性取向相反的一种性的表达方式和需求方式。同性恋在西方十分常见，美国大约有 800 万男性同性恋者，占美国成年男子总数的 1 / 10 左右。

艾滋病患者中 70% ~ 76% 为男性同性恋者，这包括既有同性恋又有异性恋的双性恋者。

男性同性恋者是艾滋病的高危人群，主要原因如下。

（1）男性同性恋者主要用肛交和口交的方式发生性行为，而且大部分没有保护措施。前面已提到，这两种方式都很危险，如果一方是感染者，另一方很容易被感染，尤其是肛交。

（2）在社会压力以及其他因素的影响下，男性同性恋者常常更换性伴侣，性滥交的情况严重，极少人只有一个性伴侣。如果这批人中有一个感染者，那么艾滋病会很快在这批男性同性恋者之间传播开来。

（3）男性同性恋者的性滥交现象严重，这些人往往患有其他性病，如梅毒、淋病等。这些性病常引起皮肤、黏膜破损出血，增加了艾滋病病毒感染的机会。

（4）男性同性恋者性生活放纵，使得体内精液大量流失，引起机体缺锌，从而导致机体免疫功能下降，人体对于外界病毒的抵抗力也会跟着下降，艾滋病病毒会乘虚而入。

（5）有相当一部分男性同性恋者，又是静脉吸毒者，他们更容易感染艾滋病。

蚊子叮咬会传播艾滋病吗

蚊子叮咬不会传播艾滋病。

（1）蚊子在吸血后通常不会马上去叮咬下一个人，而是休息一下，将艾滋病病毒作为食物消化掉，因而病毒在蚊子体内的存活时间很短，也不能复制。

（2）蚊子在吸血时，不会将它已经吸到肚里的血再反吐到被叮咬人的体内，而只是注入唾液作为润滑剂以便更好地吸血。

（3）叮咬了感染者的蚊子口中的病毒数量太少，不会感染它叮咬的下一个人。当蚊子叮咬人被打死后，从被叮咬的皮肤创口进入人体内的病毒数量也很少，不会引起感染。

（4）从艾滋病开始流行到现在，还没有发现有人被蚊子叮咬而感染艾滋病。世界上有几千万感染者，他们的邻居、家人并没有因为被蚊子叮咬而感染艾滋病。

何谓医源性感染

医源性感染：主要是指医疗器具不洁，造成接受医疗服务者感染艾滋病病毒，其中也包括医护人员在提供医疗服务时，暴露于感染者或患者的体液，而致感染艾滋病病毒。

针刺传染艾滋病病毒的概率与针头的特性（空心或实心）、针刺的深度、针头是否有可见的血液、患者的感染阶段以及被扎伤者的遗传特性有关。

不慎被污染艾滋病病毒的器具如针头刺伤皮肤，或黏膜直接接触到含有艾滋病病毒的体液，单次暴露的传播概率为 0.3% ~ 0.5%。

目前职业暴露后，服用抗逆转录病毒药物，可有效降低发生艾滋病病毒感染的危险。

（1）对献血者进行艾滋病病毒检测，严厉打击非法献血者。

（2）普遍推广应用一次性注射器、针头、针灸针，使用后严格销毁，手术器械、内窥镜和其他相关设备要严格消毒。

（3）在艾滋病病毒感染高发地区，有必要对给患者做手术的医务人员和患者进行艾滋病病毒检测。

（4）值得注意的是通过器官、组织移植或人工授精传播艾滋病病毒。

唾液、尿液等体液接触会感染艾滋病病毒吗

一般认为，与艾滋病病毒感染者或艾滋病患者发生体液接触就有感染艾滋病病毒的危险。

但是，一般情况下唾液、尿液、汗液、泪液不会传播艾滋病病毒。经过检测，艾滋病病毒感染者或艾滋病患者唾液之中确实含有艾滋病病毒。

但是，病毒的数量是微小的，通过礼节性接吻或者共餐并不足

以感染艾滋病病毒。

只有一次性吞下超过 20ml 艾滋病患者的唾液才可能感染艾滋病病毒。

除了唾液中病毒数量少外，还有研究表明，唾液中存在一种蛋白质，叫作"分泌性白细胞抑制蛋白酶"。这种蛋白质可以抑制艾滋病病毒感染人体免疫细胞。

所以，在日常生活中，与艾滋病病毒感染者或艾滋病患者共餐，礼节性接吻，或接触到患者唾液等并不会感染。生活中还是应该给艾滋病病毒感染者或艾滋病患者以充分的尊重。

需要提醒大家警惕的是，当艾滋病病毒感染者或艾滋病患者发生口腔溃疡或牙科疾病时，与其发生热烈的深吻有可能感染艾滋病病毒。

同样，汗液、尿液、泪液中虽然也发现有病毒，但含量很少，一般不会发生传染。

哪些人群是感染艾滋病病毒的高危人群

（1）有高危性行为史者。其中包括男性商业性行为者、女性商业性行为者、艾滋病病毒感染者及其性伴侣、异性多性伴者、男同性恋者、性病患者。

（2）有不安全血液及制品接触史者。有过有偿供血（浆）史者，共用注射器静脉吸毒者，怀疑接受过不安全的输血及使用不安全的血液制品者，生于艾滋病病毒抗体阳性母亲的新生儿，使用未经严格消毒器械拔牙、美容、纹身者，与艾滋病病毒感染者共用牙刷、剃须刀等物品的人员。

（3）职业暴露者。被污染的注射器针头或手术器械刺破皮肤、黏膜的医生、护士等，接触艾滋病病毒抗体阳性血液样本的实验室人员，接触在押的艾滋病病毒感染者的公安、司法部门监管人员。

为何说艾滋病与每个人都息息相关

（1）就流行范围来说，各地均已经发现艾滋病病毒感染者，且目前掌握的是部分疫情资料，也就是说我们在很多时候并不知道身边的人是否是艾滋病病毒感染者，因此防控艾滋病必须从每一个人自己做起。

（2）我国民众对艾滋病相关知识的知晓率偏低，这就要求每一个公民都有宣传艾滋病预防知识的责任和义务。

（3）艾滋病对国家的政治、经济等影响很大，最终会直接影响到社会的每一个成员。

因此，艾滋病与每个人都息息相关。

正视艾滋病、宣传预防艾滋病、不歧视艾滋病患者，是全社会每一个人的责任和义务。

2000 年 1 月 10 日，美国前副总统戈尔在联合国安理会就非洲艾滋病问题召开的专门会议上的讲话中说："正如大部分非洲政府现在认识到的那样，在这场防治艾滋病战争中要打赢的第一场战斗是打碎包围艾滋病的沉默和耻辱之墙。没有任何边界能够阻止艾滋病，艾滋病超越了把我们分割开来的所有界线。我们对自己和对其他人负有最终的责任，在全球范围内采取行动，尤其在这一祸害最大的地方防治艾滋病，艾滋病是一个必须打败的全球侵略者。"

感染艾滋病病毒对个人有何影响

从经济方面讲，巨额的医疗费用往往使患者及其家庭陷入赤贫状态；从生理方面讲，艾滋病病毒感染者一旦发展成艾滋病患者，健康状况就会迅速恶化，患者身体上要承受巨大的痛苦，最终被夺去生命；从心理、社会方面讲，艾滋病病毒感染者一旦知道自己感染了艾滋病病毒，心理上会产生巨大的压力；另外，由于偏见，艾滋病病毒感染者容易受到社会的歧视，往往很难得到亲友的关心和照顾。

感染艾滋病病毒对家庭有何影响

（1）社会上对艾滋病患者及感染者的种种歧视态度会殃及其家庭，家庭成员也要背负沉重的心理负担，由此容易产生家庭不和，甚至破裂。

（2）多数艾滋病患者及感染者处于养家糊口的年龄，是家庭经济的主要来源。当他们本身不能继续工作，又需要支付高额的医药费用时，其家庭经济状况就会很快恶化。

（3）有艾滋病患者的家庭，其结局一般都是留下孤儿无人抚养，或留下父母无人养老送终。

感染艾滋病病毒对社会有何影响

艾滋病的流行严重影响国家的经济发展，部分艾滋病流行最严重国家的经济发展非常缓慢，甚至出现经济倒退。

　　对于那些艾滋病病毒感染率达到20%的国家，估计每年人均国内生产总值的增长平均下降2.6个百分点。因为艾滋病的流行，撒哈拉沙漠以南的非洲国家经济增长下降2%~4%。占撒哈拉以南非洲国家生产总值40%的南非，比没有艾滋病时下降17%。一项研究预测，2000~2015年间南非的经济将以每年0.3%~0.4%的速度增长，低于没有艾滋病时的增长速度。

　　艾滋病的流行必将大大增加医疗费用。在艾滋病高度流行的非洲国家，与艾滋病相关的医疗费用占了国家卫生预算的1/2到2/3。据调查，2010年中国艾滋病总的医药花费将从2001年的2.15亿元分别上升到19.8亿元（低方案）、35.51亿元（中方案）和60.07亿元（高方案）。

　　专家指出，艾滋病感染人群主要是20~49岁的成年人，他们既是主要的家庭劳动力，又是社会财富的主要创造者，他们的过早死亡必然会造成国家经济的损失。以云南省统计的艾滋病患者平均死亡年龄（28.4岁）和中国人平均劳动年龄（59.7岁）及每人每年创造的社会财富（1.5万元人民币）计算，一个人因感染艾滋病病毒减少创造财富所造成的社会经济损失约47万元人民币。

　　以此推算，目前全国艾滋病感染人数造成的直接经济损失将达数千亿元人民币。

艾滋病的流行不但对国家经济带来较大的损失，也会造成一系列的社会问题。艾滋病给社会遗留下大批的孤儿。对中国某地143例艾滋病感染者调查结果发现，其中16.8%的感染者有5岁以下的子女，而他们的子女在未成年之前将成为孤儿，他们的抚养、教育必定增加社会的负担。

艾滋病的流行将导致贫困人口的增加，加大贫富差距。目前，中国大多数艾滋病病毒感染者和患者居住在经济并不发达的地区，感染了艾滋病会导致家庭收入的减少和医疗费用的增加，从而使得这些地区的人们更加贫困。有人发现，中国的一些原本已经过上小康生活的农民，因为感染艾滋病又开始了贫困生活。

这种"因病返贫"的现象既加大了中国部分地区的贫富差距，也影响了当地的社会的稳定。

艾滋病主要侵害那些身强力壮的成年人，这些成年人是社会的生产者、家庭的抚养者、国家的保卫者。

艾滋病使得劳动力人口急剧减少，人均期望寿命大幅度降低，民族素质下降，国家综合国力减弱。在非洲的博茨瓦纳，艾滋病的流行使得人均期望寿命从62岁降低到39岁。

因为对艾滋病的恐惧，感染了艾滋病的个人及其家人常常受到一些不公正的对待，这很容易引起他们对社会的不满，产生报复心理，可能会导致犯罪，影响社会的稳定。

感染艾滋病病毒后仍有可能再感染是怎么回事

感染艾滋病病毒之后还会再次感染是个难以理解的问题，但确实存在这种可能。

原因是，艾滋病病毒非常容易变异，可产生不同的型及亚型，不同毒株的毒力大小、潜伏期长短、发病状况差别很大，这就是为何该病病情千差万别、存活期长短不一的重要原因之一。

当感染某一型艾滋病病毒之后，感染者同样还可能再次感染其他型的艾滋病病毒。

重复感染或再次感染了毒力更强的艾滋病病毒后，有可能促使潜伏期缩短、发病提前、病情加重、机会性感染更加复杂，导致加速死亡。

因此，不论是否已感染艾滋病病毒，伴随高危行为的频繁发生，感染及再感染的概率必然显著增加，使病情复杂化。所以即使已受感染，也应及时停止高危行为，防止再感染的发生，尽力设法延迟艾滋病发病，争取获得新药及特效治疗的机会。

艾滋病是如何在母婴间传播的

在没有采取母婴药物阻断等医学措施的情况下，已感染艾滋病的母亲将病毒传染给胎儿的概率为 25%~35%。

艾滋病病毒可以通过胎盘传染给胎儿。

有研究证明，从女性艾滋病患者怀孕后 8 周流产的胎儿体内可检测出艾滋病病毒。

母婴传播也可能发生在阴道分娩过程中，胎儿在分娩过程中如有皮肤或黏膜的损伤，母体血液中的艾滋病病毒就可通过婴儿损伤部位进入婴儿体内。有研究报道，剖腹产可减少母亲将艾滋病病毒传染给婴儿的机会。

被艾滋病病毒感染的母亲的乳汁中含有大量艾滋病病毒，母乳喂养时可以将它传染给婴儿。有这样一则报道，一位母亲产后输血感染了艾滋病病毒，婴儿吮吸其乳汁 6 个月后也感染了艾滋病病毒。

既然母婴间传播艾滋病病毒的危害很严重，因此，必须采取相应的措施防止母婴间的艾滋病病毒的传播。

采取的措施包括劝说被艾滋病病毒感染的妇女不要生育，如果发现怀孕了要终止妊娠。

胎儿期感染艾滋病病毒的婴儿，出生后大多数在 3 岁以内去世，幸免存活下来也将成为慢性病缠身的儿童和失去母亲的孤儿，给社会背上了沉重的包袱。

另外，为避免艾滋病病毒通过母乳喂养传播给婴儿，我国采取了劝告被艾滋病病毒感染的母亲不要用母乳喂养婴儿的措施。

艾滋病在全球迅速传播的主要原因

科学研究表明，自 1981 年美国洛杉矶首次发现艾滋病以来，艾滋病在当今世界各地迅猛传播，主要原因是由于人们的生活方式在改变，加快了艾滋病病毒的传播。

主要原因有以下几点：同性恋人群扩大；静脉吸毒者大量增加；卖淫、嫖娼者数量增加；输血需求者增加；广泛的世界性旅游；人群的城乡流动频繁。

与感染者或患者共用厕所有危险吗

对于蹲式厕所和小便池，因为没有皮肤上的直接接触，所以一般情况下，是不会传播艾滋病的。

但坐式马桶存在一定危险，因为皮肤与马桶坐圈有直接接触。一旦坐圈上有感染者或患者遗留下的精液、月经血或阴道分泌物，而当别人接触马桶坐圈的皮肤有破损时，艾滋病病毒就可能会通过马桶坐圈传播。

可能感染艾滋病病毒的高危行为有哪些

这里的高危行为是指容易引起艾滋病病毒感染的行为。

通过性途径的高危行为有：无保护性交（包括同性间无保护性交）、多个性伙伴等。

通过血液途径的高危行为有：静脉注射吸毒；与他人共用注射器或共用其他可刺破皮肤的器械；使用未经检测的血液或血制品。

另外，其他可以引起血液传播的途径，如：理发、美容、纹身、扎耳朵眼、修脚等用的刀具不消毒；与其他人共用刮脸刀、电动剃须刀、牙刷；体育运动外伤和打架斗殴引起的流血；救护伤病员时，救护者破损的皮肤接触伤员的血液。

通过母婴途径的高危行为有：艾滋病病毒抗体呈阳性的女性怀孕并生育，艾滋病病毒抗体呈阳性的母亲哺乳，都可能引起孩子的艾滋病病毒感染。

⊗ 是否只有高危险行为的人才能传染上艾滋病

艾滋病病毒刚从境外传入我国时，称为艾滋病传入期。

当时，基本在多性伴者、静脉吸毒者、嫖娼者、卖淫女及同性恋等有高危险行为的人群中传播，但以后上述这些人又与其配偶或性伙伴等无高危险行为的人生活在一起，本人和对方全然不知已染上了艾滋病病毒，并进行无保护的性生活。

这样，艾滋病病毒就从高危险行为的人传给了一般人群。

使用被艾滋病病毒污染的血、血液制品以及其他器具，也造成了艾滋病病毒感染的情况，因此艾滋病病毒在人群中的感染率逐渐上升。

我国现已进入了艾滋病快速增长期。在此时期，再认为"只有高危险行为的人才能染上艾滋病"已不适宜。在今天，不论男女老幼，人人都有可能受到来自不同途径的感染。因此，每人都要增强防范意识。

面对艾滋病，我们怎样建立健康的心理

健康的人应该了解艾滋病的三种主要传播途径（前面已有详细介绍），这样就会知道，在日常生活和工作中，与艾滋病感染者握手、拥抱、礼节性接吻、一起吃饭，以及共用劳动工具、办公用品、钱币等，是不会感染艾滋病的。而且，艾滋病病毒是不会经马桶圈、电话机、餐具、被褥、游泳池或浴池等公共设施传播。

所以，大家在面对艾滋病感染者的时候应该保持一颗平常心，在生活、学习、工作等方面给予他们关心和帮助，主动和他们握手，和他们一起聚餐，一起生活，一起参加文艺节目，让他们感受到社会的温暖，鼓励他们走出人生的低谷，重新树立起对生活的信心。

对艾滋病感染者来说，首先要正视、面对和接受现实，积极寻求医学咨询和治疗，听从医嘱，定期复查。还要努力保持心态平和，做自己喜欢的和有益的事，生命也许会缩短，但也要有自己的人生价值。千万不要丧失希望，要勇敢地活下去。

目前，对艾滋病的防治研究工作正在全世界深入进行，也许不久的将来，人类就能找到有效的治疗方法，因此艾滋病患者每多活一段时间，希望就多一点。

另外，艾滋病患者或感染者在身体健康状况允许的情况下，要通过自己的例子教育身边的人。如何预防艾滋病，从而使他们远离艾滋病。

艾滋病是如何通过血液传播的

与感染者共用剃须刀、牙刷时，如果双方都被剃须刀划破或者牙龈都有出血，艾滋病病毒就会通过剃须刀、牙刷传给对方。

艾滋病是如何通过性接触传播的

性接触传播是全世界范围内艾滋病最主要的传播途径，目前全球约90%的艾滋病病毒感染是通过性接触传播的，在我国通过性接触传播的比例也不断上升。感染者的精液、阴道分泌物中含有大量艾滋病病毒。双方性交时，摩擦很容易造成性交部位细微的破损，感染者的精液、阴道分泌物中的艾滋病病毒则通过破损进入对方的血液中。

在没有采取保护措施的情况下，与感染者发生性接触，无论是男男间通过肛门性交（简称肛交），还是男女间通过阴道性交，或双方通过口部性交（简称口交），都可能被感染。性伴侣越多，感染的危险越大。

在几种性交方式中，危险程度由高到低依次为：肛交的被插入方、肛交的插入方、阴道性交的女方、阴道性交的男方、口交的被插入方、口交的插入方。

男性成人感染者中，同性恋者并不少见，尤其在美国和欧洲一些国家、地区。由于男性肛门直肠的血管丰富，抵抗力比女性阴道差，弹性也比阴道低。因此，同性恋者在进行肛交过程中，极易发生损伤而有血液渗出。射精时一方精液中的艾滋病病毒通过损伤处进入另一方的血液中，从而发生感染。而且，男性同性恋者并非只有单一的性伴侣，他们往往与许多同性、异性有着频繁的性接触，传播艾滋病的危险就更大。

男女间的阴道性交同样可以传播艾滋病。在性接触传播中，75%是由于男女间的性行为造成的，而男女间最主要是通过阴道性交发生性行为的。在没有使用安全套的情况下发生性交，感染者很容易通过精液或阴道分泌物将艾滋病病毒传给另一方。

口交也能传播艾滋病。与肛交、阴道性交相比，口交被感染的危险低一些，但并不是没有危险，这是因为：口腔黏膜薄且易损，口交时牙齿常常会损伤口腔黏膜，口腔内炎症也容易破坏口腔黏膜，这使得口腔接触感染者的精液或阴道分泌物时容易引起感染。通过口交传播艾滋病并不需要一个明显的伤口或出血的牙龈，极小的擦伤和口子就可能成为病毒进入的"通行证"。美国的一项研究发现，男性同性恋者发生感染有 8% 是由于口交造成的。

手交（用手触摸对方的性器官）也不是绝对的安全，如果手上有伤口，又接触到对方的精液或阴道分泌物，也可能引起病毒的传播。

何谓安全性行为

可以从两个方面来讲：首先，如果发生性关系的双方都没有感染性病和艾滋病，而且相互忠诚，都没有和别人发生性关系，那么他们之间的任何性行为都属于安全性行为。如果不能彼此忠诚，那么为了减少被感染的危险，要避免与不了解的人发生性关系，尽可能减少性伴人数，每次都正确、全程使用安全套。

另一方面，在性行为过程中，不接触他人的体液（包括血液、精液、阴道分泌液等）或皮肤黏膜溃疡损伤等的性行为是安全的。比如：一个人进行的性活动（如自慰、性幻想等）是安全的，两个人发生性行为时，如果没有插入性性交，没有体液交换（如拥抱、接吻、爱抚等）也是比较安全的。但有两点要注意。

（1）有些性病病原体可以从阴茎、阴道以外的病损部位排出（如梅毒硬下疳可以长在身体的其他部位），因此与这些患者的身体密切接触仍然有可能感染这些疾病。

（2）如果接吻时一方或双方口腔有溃疡破损，或者接吻时比较深、比较剧烈的话，都会有一些传播艾滋病病毒的危险。

当然，这些行为比起插入性性交，感染艾滋病的危险要小得多。

所以，每次性交都要坚持正确、全程地使用质量可靠的安全套，这样可以大大降低传播性病和艾滋病的危险。

日常生活和工作接触会感染艾滋病吗

艾滋病病毒只能通过体液向体外排出，它不会通过呼吸道随飞沫呼出，也不会通过消化道从粪便中排出。

只有通向体液的入口才是艾滋病病毒进入人体的大门，正常的皮肤和黏膜，艾滋病病毒是无法侵入的，只是当皮肤和黏膜有破损时，艾滋病病毒才可以进入人体。

所以，与艾滋病病毒感染者或患者的日常生活和工作接触不会被感染。

与感染者或患者接吻会被传染吗

一般的礼节性接吻不会传播艾滋病。如果是深接吻，则有传播的可能。

艾滋病病毒在唾液中的含量并不高，但如果感染了艾滋病病毒的一方患有牙龈炎或口腔溃疡，他的唾液就会和血液及创口渗出液混合，艾滋病病毒就会随着这些体液进入对方口腔，如恰逢对方口腔黏膜也有破损或因深接吻黏膜被咬破，就有可能引起艾滋病病毒的感染。

与感染者或患者握手会被传染吗

艾滋病的确是对人类生命与健康的严重挑战，但这并不等于艾滋病病毒可以无孔不入。

艾滋病病毒的传播需要具备一定的条件：必须有足够量的病毒从感染者体内排出，而且很快进入另一个人体内。

大量科学研究已经证明：一般握手不会传播艾滋病。因为在这个过程中，不会有足够量的艾滋病病毒从感染者体内排出，又有机会进入另一个人体内。

因此，当双方手部皮肤无破损时，握手是安全的，不会传播艾滋病。

拥抱感染者或患者会被传染吗

宋鹏飞是我国第一个公开自己姓名的艾滋病病毒感染者。

美国前总统、国际艾滋病防治基金会主席克林顿在清华大学发表演讲后，回答了他关于美国艾滋病工作现状的提问，并和他亲切拥抱，以鼓励这个勇敢的小伙子。

所以，在正常社会交往中，隔着衣服的拥抱是不会传播艾滋病的。

如果拥抱时皮肤直接接触，而且双方皮肤有损伤或患有皮肤病时，就有可能传播艾滋病了；如双方皮肤无破损，则是安全的。

何谓艾滋病恐惧症

如何面对老婆和孩子？丢掉工作怎么办？是否会被社会抛弃，断送自己的前程等等，使自己整天处于恐惧、忧郁之中，其实他们之中的绝大部分并未感染。

根据临床实践可将这些患者分为四大类型。

（1）焦虑型。六神无主，坐卧不安，食不香甜，惊慌多梦，心惊肉跳，虚汗淋淋，悔前怕后，喜欢拿艾滋病的各种症状对号入座。

（2）忧郁型。神情呆滞，少言寡语，独行独往，疏远亲朋，茶饭不思，夜深不眠，时刻注意身体的任何变化，甚至蚊子叮出一个包也怀疑是艾滋病发病。

（3）惊惧型。生活节奏乱了套，无心向学，舍弃工作，举止失常，疑神疑鬼，乱求医问药，不讲道理，艾滋病抗体、抗原确认检查了一次又一次，既怕阳性，却又怀疑阴性，担心弄错了姓名或血样。

（4）绝望型。不相信科学，不相信检查结果，自己认定已患上艾滋病无疑；自暴自弃、破罐破摔意识强烈，易走极端，不是离家出走，就是准备自杀了却余生；更有人声言报复社会，要将病毒传给他人。

得了"艾滋病恐惧症"的人整天处于对艾滋病的恐惧之中，严重时就会成为焦虑症和疑病症。

从心理学上说，这四种类型都是心理障碍，有些患者更具有严重的心理障碍，必要时须请心理医生给予诊治。

如何帮助患者"脱恐"

（1）帮助患者正视自己被感染这一事实，并使其认识到这一事实是不能更改的。同时告知从感染到发病还有很长时间，只要保持乐观的情绪，感染者生存时间的长短在很大程度上是可以把握的。

（2）鼓励患者在日常生活中尽量保持自己的自立能力，例如可以帮助家里做些家务，这样可以融洽自己与家人的关系，还可以从中认识到自己存在的价值。

（3）应保持良好的自我感觉，坚信你仍然是过去的自己，如果过去在别人眼里是个有用的人，那么现在依然是，不管别人怎么看自己，要尽量使自己融合于社会和家庭之中。

（4）告知患者目前有很多和其遭遇相同的患者，使其认识到自己不被社会所遗弃，增加对生活的信心。

（5）多给患者讲一些目前世界对艾滋病病毒的研究成果，增强患者的信心，同时使其不失去希望。

第 2 章

发病信号
疾病总会露马脚，练就慧眼早明了

口腔病变与艾滋病病毒感染有关系吗

据国际研究和临床经验，在艾滋病发病前1～4年内，大多数艾滋病患者都会单独出现口腔症状。

与艾滋病病毒感染密切相关的口腔病变有以下几种。

（1）白色念珠菌病变。上腭及舌背在红色区域上有时可见白色斑点或斑块。或者发生在口腔的任何部位，表现为白色或黄色斑点或斑块，斑块可以擦去，留下红色区域并伴有出血。有人认为口腔念珠菌感染和毛状白斑可作为艾滋病的预测性指标。

（2）毛状白斑。是位于舌两侧边缘的白色或灰色病变。病变也可延伸到舌腹部及舌背部，病变不能除去。它几乎仅见于艾滋病病毒感染者和艾滋病患者。

（3）牙周病。表现为牙根发炎，牙根溃疡，牙根坏死以及牙齿松动，并可出现牙根出血疼痛和恶臭等症状。据报道，艾滋病病毒感染者或艾滋病患者，19%～29%有牙周炎。

性病患者更容易感染艾滋病的原因

（1）艾滋病和性病一样，主要是通过性行为传播的。

（2）多种性病在生殖器部位常常会形成炎症或溃疡，皮肤和黏膜的创口是艾滋病病毒进入人体的最好门户。

患有性病的人，无论是男性还是女性，如果与已受艾滋病病毒感染的人发生性关系，那么对方精液或阴道分泌物中的艾滋病病毒就会通过性器官上的性病病变部位侵入人体使其感染。

艾滋病病毒感染者或艾滋病患者为何要控制饮酒

中国自古就有悠久的酒文化。饮酒是不少男士的嗜好，时下部分女士也与酒为盟。

对于健康人来说，酒的过量摄入对人体肝脏等多器官危害极大，这个道理多数人已经了解。

对于艾滋病病毒感染者或艾滋病患者来说，酒的摄入对健康的危害更为严重。

美国路易斯安那州州立大学新奥尔良健康科学中心教授帕特里夏·莫利纳在利用猿免疫缺陷病毒感染灵长类恒河猴过程中发现，长期慢性摄入酒精会导致恒河猴的营养代谢调节紊乱，并导致其骨骼、肌肉发炎。猿免疫缺陷病毒是与人体免疫缺陷病毒相近的一种病毒。

因此，对于感染艾滋病病毒的患者来说，由于其机体免疫系统功能受到破坏，免疫力低下，长期慢性摄入酒精，极有可能加速艾滋病发病进程。

在进一步的研究结果尚未明了之前，艾滋病病毒感染者或艾滋病患者还是应当戒除嗜酒的不良习惯。

无症状感染者具有传染性吗

无症状感染者具有传染性，且是最危险的传染源。

艾滋病病毒感染人体后一部分人出现类似感冒的症状，而后进入无症状期，另一部分人感染后无任何症状，但是在此期间艾滋病病毒不断复制，又不断被清除，体内病毒处于动态平衡状态。患者无特异临床表现，外表和健康人一样，所以不容易被发现。他们可以通过合适的途径将病毒传播给他人，这个传播过程往往是在不知不觉中发生的。

外出旅游也会感染艾滋病吗

旅游时接触艾滋病病毒的机会比在家高很多。出门在外，作为陌生人，旅游者没有太多的限制，又常常受到各种色情服务的诱惑，自控力差的可能会和陌生人发生不正当性行为。这些陌生人包括当地的妓女、男性同性恋者、静脉吸毒者等艾滋病的高危人群。由于旅游时不方便或缺乏相关性知识，旅游者常常在没有保护措施的情况下与对方发生性行为，很容易感染艾滋病。

在一些毒品流行的国家和地区，旅游者毒瘾上来后，由于出门在外不方便或为了寻求所谓的"快感"，他们可能会和别人共用注射器吸毒，这是旅游者感染艾滋病的另一条途径。

在外旅游，难免发生意外。一旦出现流血情况，在处理伤口时不注意保护自己，或者到一些非正规机构接受治疗，可能会让艾滋病病毒通过伤口进入体内，这也是旅游者感染艾滋病的一条途径。所以，旅游者也有可能感染艾滋病。

血友病患者也有可能感染艾滋病吗

血友病是一种遗传性出血性疾病，患者体内的凝血因子（凝结血液的物质）比正常人少。血友病患者虽然出血并不比正常人快，但止血时间却比正常人长得多。因此，一个出血的小伤口就会引起血友病患者大规模出血。他们经常需要注射凝血因子以止住出血。

这些凝血因子是从许多其他人的血液中提取出来。

在这些人中，只要有一个人感染了艾滋病，生产出来的凝血因子制剂都会带有艾滋病病毒。患者使用后，很容易被感染。所以，血友病患者一定要到正规医院接受治疗，这样才能保证安全。

有多个性伙伴的青少年也容易感染艾滋病吗

青少年处于长身体、长知识的关键时期，他们的生理、心理都不成熟，世界观、人生观、价值观、爱情观还没有完全形成。但他们容易接受新事物，在性成熟的过程中，不断受到性解放、性自由这类西方思想的冲击，成为性活跃的人群。青少年经常受到各种不健康的杂志期刊、网站、光盘、影碟的负面影响，而使得观念发生改变，认为性是开放的，认为贞洁不再重要，因而会过早的体验性生活，甚至有多个性伴侣。

随着现代科技的发展，广播交友、网络交友、手机交友等都已经不再新鲜。青少年通过这些工具能认识大量异性。在交往过程中，这些前卫开放的青少年会很快与对方发生性行为。而他们可能都不知道对方的真实姓名、地址、工作情况等，甚至不知道对方的身体健康状况，再加上缺少性知识，不注意自我保护，很容易造成艾滋病在青少年间传播，这种传播速度是很快的，传播范围也是很广的。

长期吸烟竟会惹来艾滋病

吸烟者比不吸烟者更易感染艾滋病病毒，但其原因尚不清楚。

报告指出，越来越多的证据显示，可能是吸烟改变了肺部结构或削弱了免疫系统，从而增加了感染各种病毒的可能性。报告的主要作者，英国研究员安德鲁·弗伯说，他们并未发现吸烟会影响艾滋病病情的发展，这可能是因为吸烟对免疫系统的影响在艾滋病病情发展阶段不如最初的感染阶段大。

在美国，艾滋病和吸烟已经成为导致死亡的两大因素。在卖淫者等艾滋病高危人群中，吸烟者越来越多。

外出打工感染艾滋病的危险有多大

据调查，中国流动人口已达 1.2 亿，而其中最主要的是外出打工者。这些人群以青壮年为主，男性多于女性，受教育水平低，大多是初中以下文化。

艾滋病感染者中，外出打工者占很大比例，而且外出打工者中艾滋病的感染率也较高。外出打工者普遍缺少艾滋病相关知识和技能保护自己，容易通过静脉注射吸毒、不安全的性行为、非法卖血、接受不安全血液及血液制品等途径感染艾滋病。

外出打工者往往地位低下，不被本地人接受，容易产生自卑心理，因而他们一般不参加正常的社会活动。他们的流动性较强，法律意识差，难于管理，再加上无人约束，口袋里有了一部分自己支配的钱后，他们可能会参与吸毒活动。同时，单身打工者多是青少年，属于性活跃的人群，已婚打工者由于长期在外，对性的需要得不到满足。一些打工者可能会去一些发廊、浴室等色情服务场所寻求"性满足"。这些都是感染艾滋病的高危行为，而他们又没有足够的知识和技能保护自己，很容易感染艾滋病。

通常女性打工者文化水平低，不能从事脑力劳动，也不能从事高强度的体力劳动。有些女性因为经济困难，可能会参与卖淫活动。有些女性感情脆弱，难以面对挫折，容易被不法之徒利用，成为卖淫女。卖淫来钱容易，她们一旦陷入很难自拔。她们在与多个性伴侣发生性行为时，往往不注意自我保护，有利于艾滋病病毒的传播。为了挣钱，再加上缺少预防艾滋病的相关知识，一些打工者可能会到一些地下血站卖血。发生意外事件时，他们也可能会到一些非正规的医疗机构接受治疗，包括输血。这些都有可能使他们感染艾滋病。

刚感染艾滋病的打工者，可以和常人一样工作、生活，没有症状。因此，他们不会意识到自己已是感染者。回家后，他们就可能将病毒传给家人，成为危害农村居民健康的"定时炸弹"。

何谓机会性感染

所谓机会性感染就是当人体的免疫功能下降时，原本已经寄生在人体中的一些非致病菌可能造成的疾病，或者是对致病菌的易感性增加所造成的感染。

这种感染，对于一个具有正常免疫功能的人来说，不会造成疾病状态；而对于一个艾滋病病毒感染者，尤其是到了艾滋病期的患者来说，因其免疫功能已严重受损，无法维持正常的免疫状态以抵抗病菌的侵袭，因此极易发生对于正常人来说罕见的感染。由于该类病原微生物在一定条件下才能有造成感染的机会，故称之为机会性感染。

机会性感染也是艾滋病患者死亡的主要原因，但进行积极的预防用药和治疗后，加上规范的抗逆转录病毒治疗，很多机会性感染是可以预防并治愈的。

常见的艾滋病机会性感染有哪些

目前发现，造成艾滋病患者机会性感染的病原体约有数十种，如卡氏肺囊虫、弓形体、新型隐球菌、念珠菌、单纯疱疹病毒、鸟型胞内分枝杆菌、巨细胞病毒、隐孢子虫和孢子球虫等等。

当这些病原体存在于正常人体内时，其致病能力是非常低的，故基本上不表现出临床症状，但由于艾滋病患者的机体抵抗力已经十分衰弱，感染发生在其身上时，则表现得异常险恶甚至危及生命。

一名艾滋病患者的机会性感染，可以是多种病原体造成的数种感染，且受感染的器官组织是广泛的，而且机会频繁。

临床上将各种艾滋病患者的机会性感染分成几种类型：肺型、中枢神经系统型、胃肠型和无名热型等。

（1）在肺型机会性感染中，以肺孢子虫肺炎最常见，其感染率平均可高达57%，常是艾滋病患者的致死疾患。

（2）中枢神经系统型机会性感染的症状多见于中枢神经和末梢神经病变，如痴呆综合征、抑郁症及末梢神经病变等。

（3）胃肠型的艾滋病机会性感染中，以隐孢子虫病最常见，其次为蓝氏贾第鞭毛虫病，可造成患者慢性消耗性腹泻。

（4）无名热型机会性感染则与分枝杆菌的感染关系密切。

🧑 何谓混合感染

混合感染不同于机会性感染。

机会性感染发生于患者免疫状况低下、CD4$^+$T 细胞数小于 200 个 /μl 时，病原是对正常免疫状况的人不能致病的微生物或条件致病菌。

而艾滋病患者发生混合感染时，其免疫状况并不一定非常低下，各种 CD4$^+$T 细胞水平均可以发生。混合感染的病原体常为各种致病微生物，它们也可以感染免疫功能正常的人。

艾滋病患者经常发生结核、乙型肝炎、丙型肝炎的混合感染。发生混合感染的原因除了免疫功能的因素外，很大一部分是因为共同的感染途径，如共用注射器、输入受污染的血制品等。

🧑 哪些症状提示可能患有艾滋病

（1）持续广泛淋巴结肿大，特别是颈、腋和腹股沟淋巴结。淋巴结肿大直径 1cm 左右，坚硬、不痛、可移动，时间超过三个月。

（2）数周以来不明原因发热和盗汗。

（3）数周以来出现难以解释的严重疲乏。

（4）食欲下降，2个月内体重减轻超过原体重的10%。

（5）数周以来出现不明原因的慢性腹泻，呈水样，每日10次以上。

（6）气促、干咳数周。

（7）皮肤、口腔出现平坦和隆起的粉红、紫红色大斑点，不痛不痒。

（8）咽、喉部出现白膜。男性阴部出现鳞屑性斑，痒。女性肛门瘙痒，阴道痒，白带多。

（9）头痛、视线模糊。

当出现上述三个以上症状又有不洁性接触史时，有可能感染了艾滋病，应及时去医院检查。

一旦感染艾滋病病毒，终生具有传染性吗

就艾滋病来说，从感染到发病死亡前都属于传染期。一旦感染艾滋病病毒将终生具有传染性。因为目前尚未发现任何一种药物可以清除人体内的艾滋病病毒。

艾滋病的传播途径

艾滋病的传播途径主要有三种：性接触传播、血液传播和母婴传播。

（1）性接触传播指男女之间或男男之间通过阴道、肛门或口性交传播艾滋病病毒。

（2）血液传播指使用被艾滋病病毒污染而又未经严格消毒的注射器、针头，输入被艾滋病病毒污染的血液及血液制品，移植被艾滋病病毒污染的器官、组织，与艾滋病患者或感染者共用剃须刀、牙刷等，从而传播艾滋病病毒。

（3）母婴传播指母亲是艾滋病患者或感染者，在怀孕时通过胎盘、分娩时通过产道或产后通过母乳喂养将艾滋病病毒传播给胎儿或新生儿。

艾滋病病毒传播必须同时具备的三个条件：有大量的病毒从感染者体内排出；排出的病毒要经过一定方式传播给他人；有足量的病毒进入体内。

感染艾滋病后的常见症状

　　人体从感染艾滋病病毒到发病之前的这段时间称为潜伏期。这段时间，在外表上他们与常人无异，可以没有任何症状地生活和工作多年；但潜伏期不是静止期，更不是安全期，病毒在不断复制，具有强烈的破坏作用。

　　因此，处在潜伏期的感染者很可怕，能够悄无声息地将病毒传给别人。

　　艾滋病病毒感染者从感染病毒到出现临床症状，可以分为四个阶段：急性感染期、潜伏期、艾滋病前期和艾滋病期。

　　（1）急性感染期。在感染艾滋病病毒的最初几周，一部分人常出现类似感冒的症状，如发热、乏力、腹泻、皮疹、全身关节痛等，一般持续 1～4 周就会自然消退。

　　（2）潜伏期。急性感染期过后，艾滋病病毒感染者进入潜伏期。

　　此时感染者没有任何发病感觉，只是在验血时可发现艾滋病病毒抗体，且具有传染性，被称为艾滋病病毒携带者。潜伏期平均持续时间为 8 年。

　　（3）艾滋病前期。艾滋病病毒在人体内不断复制并逐渐破坏人体的免疫系统，到一定程度时，感染者就会出现一些没有特异性的全身症状，如持续发热、持续性腹泻、原因不明的体重减轻、乏力、盗汗、头痛等，也可能出现无痛性全身淋巴结肿大。

（4）艾滋病期。当感染者机体的免疫系统被病毒严重破坏后，就发展到最后阶段——艾滋病期。此时，原来一些不会引起人们发病的病原体也侵入人的身体，出现了各种病毒性、细菌性、真菌性及寄生虫感染。这些感染有可能成为死亡的直接原因。

同时，艾滋病病毒也破坏了机体免疫系统监视、抑制或消除人体的肿瘤细胞的功能，因而艾滋病患者常出现各种肿瘤。

静脉吸毒者有多大危险

估计中国所有艾滋病感染者中，有 40% ~ 50% 是静脉吸毒者。吸毒者早期一般只用口、鼻吸食毒品，随着毒瘾的加重，为了寻求更多、更大的快感，他们改由静脉直接注射毒品。随着吸毒时间的增加，吸毒者的经济负担越来越重，有些人为了节约钱财购买毒品，他们会和他人共用注射器吸毒。有些人为了寻求更强烈的刺激，会聚集在一起轮流共用同一个注射器静脉吸毒。一旦这些吸毒者中出现感染者，艾滋病会以非常惊人的速度在这批人中传播开来，后果非常严重。

在吸毒过程中，毒品会残害吸毒者的身体，危害他们的健康，导致身体免疫功能下降，对外界的抵抗力减弱，最终使得他们很容易被艾滋病病毒感染。

吸毒者成瘾后，往往会丧失理智，不能控制自己，吸毒者中有异性时，常常发生性乱现象，一旦有人感染艾滋病，传播速度会更快。而且，吸毒者常有嫖娼或婚外性生活等现象，这也使他们更容易感染艾滋病。共用注射器静脉吸毒是引起我国艾滋病流行的导火线，静脉吸毒者是艾滋病的高危人群。

非法卖血者感染艾滋病的危险大吗

中国禁止非法卖血。

但中国人口众多，用血量大，一些不法分子在地下血站私自采血，将血液作为商品卖出去，获得大量金钱，他们是真正的"吸血鬼"。为了挣钱，大量农民走出家门非法卖血。卖血不需要辛勤的劳动，钱来得容易来得快，这些农民渐渐成了以卖血为生的非法卖血人群，也成了艾滋病的高危人群。

地下血站的卫生条件通常极差，大部分工作人员缺乏卫生意识，操作简单。抽血前，工作人员对卖血者体检一般不严格，或者根本不体检；抽血时，他们常常让许多人共用同一个针头、针筒，而且没有进行严格的消毒或者根本不消毒。这些极大地"方便"了艾滋病病毒的传播，这种传播速度是相当快的。一些静脉吸毒者在没有钱财购买毒品的情况下，会到地下血站非法卖血；一些有性乱、卖淫嫖娼等行为的高危人群也会到这些场所卖血。这些高危人群的加入，更容易造成艾滋病的大范围传播。

通常血站对前来卖血的人都有登记，每次供血的时间也都有记录。不经过规定的时间间隔，卖血者是不能再次供血的。卖血者为了多卖几次血，就向其他城市流动，到处卖血，形成了一支流动的卖血队伍，一旦队伍中有感染者，艾滋病病毒就会像播种一样，感染大批量的人。刚刚感染了艾滋病的卖血者，在外表上与常人一样，没有症状。因而，他们并不知道自己已经是感染者，回家后可能会将病毒传给家人，严重的会导致家破人亡。

第3章

诊断须知
确诊病症下对药，必要检查不可少

艾滋病病毒感染者是否一定会发展成艾滋病患者

艾滋病病毒感染者一般在 2 ~ 10 年内发展成为患者。

有少数感染者 10 年仍未发病，但仍携带病毒（即抗体阳性）。

迄今为止，英国报道 1 例经母体感染艾滋病病毒的婴儿，后来病毒奇迹般地消失了。此属绝无仅有的 1 例。

艾滋病病毒抗体检测阴性就一定没有感染艾滋病病毒吗

进行艾滋病病毒抗体检测是检验是否感染艾滋病病毒最基本的途径，但是，并不是检测不到艾滋病病毒抗体就一定意味着没有感染艾滋病病毒。

在艾滋病病毒感染初期，即处于艾滋病窗口期（通常在感染后 2 ~ 6 周），病毒浓度低，这一时期并不能及时检测出抗体的存在，也有一些情况，艾滋病病毒进入人体后，逃避了免疫系统对其的识别和排斥，寄生在有核细胞内，也不能检测出抗体的存在，所以，不能依据一次抗体检测阴性就判定排除感染艾滋病病毒。

艾滋病病毒抗体检测阳性一定都是艾滋病患者吗

对。抗体阳性说明感染了艾滋病病毒，感染者通常有一段潜伏期才发展成为患者。潜伏期长短因人而异。

艾滋病的诊断包括三个程序：艾滋病病毒抗体检测阳性；实验室免疫功能检测表明细胞免疫功能出现障碍；出现相应的艾滋病临床症状并能排除是由其他原因引起。

根据三项诊断要点综合判断确诊艾滋病。

怎样确定一个人是否感染了艾滋病病毒

确定一个人是否感染了艾滋病病毒，目前通常的检查办法是到当地的卫生机构进行血液的艾滋病病毒抗体检测。

抗体检测又分为抗体筛查和抗体确认试验，只有2次检测皆为阳性，才表明感染了艾滋病病毒。

由于感染艾滋病病毒4～8周后（一般不超过6个月）才能从血液中检测出艾滋病病毒抗体，所以怀疑自己可能感染了病毒，应尽早去做检测。

检测的结果若为阳性，应在 3 ~ 6 个月后再去医院复查。

女性离艾滋病有多远

全球女性感染艾滋病情况严重。所有艾滋病感染者中约一半为妇女。每年约一半新发感染者是妇女。在发展中国家，64% 的感染者是妇女和女童。在非洲东南部的部分地区，十几岁女童中有 1/3 感染了艾滋病。在一些国家和地区，女性在经济收入、教育水平、社会地位等方面低于男性，在性生活上处于被动地位。发生性行为时，她们往往无法说服对方使用安全套、减少性交次数。男性可以有多个性伴侣，她们却不可以。有些女性还会受到性虐待、性暴力和性骚扰。这些使得女性离艾滋病越来越近。

全球女性感染艾滋病的机会是同龄男性的 2.5 倍，部分地区高达 6 倍。女性比男性更容易感染艾滋病。与感染者发生性行为时，女性接触艾滋病病毒的黏膜面积大，而且容易在剧烈的摩擦中破损。男性射精后，精液进入阴道的量要比阴道液进入阴茎的量大，精液会在阴道内停留一段时间。而且精液中的艾滋病病毒比阴道分泌物中的更多，精液中有一种叫聚乙二醇的成分，能活化艾滋病病毒，使它容易侵入阴道。另外，女性阴道组织脆弱，特别是年轻女性的子宫颈未发育成熟，阴道分泌物也少，对抗艾滋病病毒的能力差。再加上有些女性患溃疡性性病，都使得她们在与感染者发生性行为时，更容易感染艾滋病。

女性由于怀孕和分娩容易造成出血、贫血，需要输血的机会比男性多，因为输血感染艾滋病的机会也比男性多。女性通常与年龄较大的男性结婚或发生性行为，而这时男性的性活动已有较长时间，可能已经感染艾滋病而传给女性。

由于传统的原因，学校、家庭和社会往往"保护"女性青少年，不让她们接触性，她们的性知识比男性少。发生性行为时，她们往往因为缺少足够的性知识和技能保护自己，因而更容易感染艾滋病。

有些女性为了经济问题而不得不靠卖淫为生，她们也比男性更容易感染艾滋病。

男女因性行为而感染的风险相同吗

全球范围来看，多数感染者是通过性交而感染的。

在艾滋病病毒肆虐的国家里，男女感染的人数大致相等，然而，妇女通常是在年纪较轻的时候感染上的，这是因为以下一些原因所致：年龄较大的男性一般选择年纪较轻的女性作为性伴侣；年轻女性的社会经济地位的低下，在两性关系上处于被动地位；年轻女性的生理结构决定其更容易受到感染，因为阴道壁很薄，在性交过程中由于摩擦，容易产生微小破损。

病毒通过性交传播时，带有病毒的精液或阴道分泌物，通过破损的黏膜而进入性伴侣的阴道壁、阴茎、肛门或口腔里的血管，而且艾滋病病毒很容易透过阴茎的皮肤伤口而传染给性伴侣。

通常哪些医疗卫生机构开展艾滋病病毒抗体检测

各省、自治区、直辖市的疾病预防控制中心（或卫生防疫站）、国境卫生检疫机构、各级血站和血液中心、具备艾滋病病毒抗体实验室检测初筛资格的医院，均可从事艾滋病病毒抗体检测。

目前，大部分省市都有一个确认实验室，一般设在省级疾病预防控制中心，负责本省阳性标本的复核和确认工作。

上述机构在提供艾滋病病毒抗体检测同时也提供有关艾滋病方面的咨询，包括电话咨询、信函咨询和门诊咨询等。

关于对检测结果的保密问题，国家有明文规定："任何单位和个人不得歧视艾滋病患者、病毒感染者和其家属。不得将患者和感染者的姓名、住址等有关情况公布或传播。各级疾病预防控制中心免费为咨询者进行艾滋病自愿咨询检测。

为何要进行自愿咨询检测

艾滋病自愿咨询检测（英文简称 VCT）是指需要进行艾滋病病毒检测的人们，经过咨询，在充分知情和保密的情况下，对是否作艾滋病病毒检测自愿做出选择的过程。

（1）我国开展艾滋病自愿咨询检测工作的主要目的是：最大限度地发现艾滋病病毒感染者和艾滋病患者，促使更多的人了解自己的艾滋病病毒感染状况，及时采取保护自己和他人的措施，预防艾滋病在社会上的传播；使艾滋病自愿咨询检测服务成为其他预防控制艾滋病工作的重要的连接或转介环节，包括及时发现感染了艾滋病病毒的育龄妇女，有利于尽快采取避孕、终止妊娠、围产期给予预防性抗病毒药物、选择剖宫产及人工喂养等预防艾滋病母婴传播干预活动，减少艾滋病对母婴健康的危害；与有关治疗工作配合，帮助艾滋病病毒感染者和艾滋病患者及时获得治疗；使咨询和检测成为推动有高危行为的人改变危险行为的起点，减少新感染的发生；为进行艾滋病病毒检测的人们提供心理情感上的支持，消除疑虑和心理压力。帮助艾滋病病毒感染者树立信心，适应生活环境。

（2）我国开展艾滋病自愿咨询检测工作的主要作用：帮助更多的人接受有关艾滋病和艾滋病病毒检测的基本知识，在知情同意的前提下接受检测；帮助艾滋病病毒感染者和艾滋病患者了解国家有关政策，并提供本地各种服务的相关信息，使他们能及早获得治疗、关怀、预防等方面的服务和支持，减少艾滋病对个人、家庭以及社会经济发展的不良影响；及时发现感染艾滋病病毒的孕产妇，帮助孕妇做出最有益的选择，减少艾滋病对母婴健康的危害；作为艾滋病治疗、关怀和预防工作的切入点和枢纽，为高危人群（如静脉吸毒者、性工作者、嫖客、同性恋者）和重点人群（如既往有偿供血者、孕产妇等）提供心理、情感支持与转介服务；有利于加强艾滋病检测、治疗、关怀和预防等各部门、各机构之间的联系，促进艾滋病防治各部门的配合与工作开展；有利于减少歧视和争取社会支持，促进把艾滋病和相关服务"正常化"，使艾滋病预防控制工作真正得以持续和深入进行。

艾滋病自愿咨询检测主要包括哪些内容

艾滋病自愿咨询检测的主要内容是：鼓励有危险行为的人进行

自愿而不是强制的艾滋病病毒抗体检测，提供保密、方便和规范的艾滋病病毒抗体检测服务（基层主要是做艾滋病病毒抗体初筛试验），并在检测前后为受检者提供以下服务：规范的咨询服务（如支持性咨询、特殊需求咨询等）；有效、灵活的转诊服务；有效、方便的卫生保健及治疗、预防服务；持续的关怀、照料服务；有效的技术支持和援助服务（如开展艾滋病咨询检测、治疗预防方面的专业培训、请专家给予现场指导等）。

艾滋病自愿咨询检测有哪些保密措施

（1）确保咨询环境安静、不被打扰。

（2）未经本人同意，不记录与求询者个人识别特征有关的信息。

（3）将所有咨询资料（病历、登记表、化验单等）存放在能加锁的柜子内，专人保管。

（4）未经本人同意，不接受对有关求询者感染情况的调查。

（5）对咨询内容、检测结果以及求询者前来咨询这件事均严格保密。

哪些人更应进行自愿咨询检测

为了达到早期发现、早期治疗，并减少传播艾滋病的目的，对以下情形者，建议进行艾滋病病毒抗体检测：具有高危行为的人群，如多个性伴侣、性病患者、同性恋人群、静脉吸毒人群、有卖（受）血史者等；长期原因不明的腹泻；原因不明的身体消瘦（一个月体重下降10%以上）；原因不明的长期发热；原因不明的视力改变；原因不明的出现皮疹；原因不明的中枢神经系统感染；原因不明的口腔霉菌感染。

开展婚前咨询对预防艾滋病有何意义

婚前对象绝大多数处于性活跃期，婚前咨询可以帮助结婚双方了解艾滋病防治知识和艾滋病检测的意义。

这样可帮助有过高危行为（如不安全性行为、不安全输血等）的人及早做出决定，主动去有关机构进行艾滋病病毒抗体检测。

还可使他们了解到，妇幼保健机构不仅能提供婚前保健常识和指导，还能提供阻断艾滋病通过母婴传播的有效措施及相应的心理保健咨询，有助于艾滋病感染者婚后理智地采取避孕措施，及早选择积极、健康的生活方式，减缓自己的病程进展，并防止将病毒传播给家人。

已感染艾滋病的孕产妇接受艾滋病咨询检测有哪些好处

已感染艾滋病的孕产妇，可能通过胎盘、阴道分娩及母乳喂养将艾滋病病毒传染给胎儿或新生儿，但目前已有阻断艾滋病病毒通过母婴传播的有效措施，这些措施包括及时采取避孕、中止妊娠、围产期给予抗病毒药物治疗、及时处理混合感染、剖宫产及人工喂养等。

对孕产妇咨询，可以使她们了解预防艾滋病病毒通过母婴传播的最新信息、方法及效果，帮助她们分析感染者妊娠对本人、家庭、后代造成的影响，促使她们配合医务人员及时采取措施，控制艾滋病病毒的母婴传播。

对孕产妇进行艾滋病咨询的内容有哪些

（1）预防艾滋病和性病传播的措施和方法。

（2）预防艾滋病母婴传播的最新知识。

（3）分析妊娠对本人、家庭、后代造成的影响。

（4）有关围产期保健、人工喂养等知识。

（5）相关法律、法规方面的信息。

确定是否感染艾滋病病毒的最佳检测时间

什么是艾滋病检测时间：一个艾滋病患者从感染到去世，通常有三个发展时期。

（1）急性感染期检测时间。人体感染艾滋病病毒后2～6周，症状似感冒（咽炎、淋巴肿大），但是能很快自愈。这个时期可以检测到艾滋病病毒抗原和抗体，可以进行艾滋病初检。这个检测时间称为"急性感染期检测时间"（这个时期做检测可以早发现、早治疗）。

（2）无症状感染期（潜在期）。自从感染了艾滋病病毒到发展成艾滋病患者，这一段时间是艾滋病潜伏期，称为"无症状感染期"。这个时期是最佳艾滋病检测时间（这个时期做检测，准确率是100%）。

（3）艾滋病发病期（崩溃期）。当艾滋病病毒感染者的体内免疫系统被严重破坏，不能维持最低的抗病力量时，便导致出现很难治愈的多种症状，成为艾滋患者（不用进行艾滋病检测，基本上从症状就可以辨别是否得了艾滋病）。

为何要向献血员提供艾滋病咨询和检测

有的卖血者用卖血所得的钱购买静脉注射的毒品，如果他们与别人共用注射器，就极有可能感染艾滋病，这样受血者也就有了感染艾滋病的风险。

为了保证用血和供血安全，血站应该向献血者提供免费的艾滋病咨询和检测，要确保献血者未感染艾滋病病毒，这样才能有效防止经采供血途径传播艾滋病。

艾滋病与性病不同吗

艾滋病虽然是性接触传播的传染病的一种，但它与性病也有不同点。

首先，艾滋病的潜伏期较长，平均潜伏期长达 7～10 年，而一般的性病潜伏期只有数天或数周；其次，艾滋病的主要表现是人体免疫系统功能受损，而性病则是性器官的病变；再次，艾滋病目前尚无特效药治疗，也没有有效的疫苗预防，而性病则比较容易治愈。

第 4 章

治疗疾病

合理用药很重要，综合治疗效果好

不安全注射有何危害

（1）传播艾滋病。许多静脉吸毒者都是通过使用没有严格消毒的针具，或与别人共用针具而感染艾滋病。有资料显示，在艾滋病病毒感染率达 20% 的地方，一次不安全注射感染艾滋病病毒的机会是 0.1% 左右。

（2）传染乙型肝炎。有人报告，不安全注射少于 5 次者，乙肝病毒携带率为 9.4%；6 ~ 10 次者，乙肝病毒携带率为 20.0%；多于 10 次者，乙肝病毒携带率为 41.7%。这说明不安全注射次数越多，感染乙肝病毒的危险越大。

（3）引起其他感染。感染丙型肝炎病毒，或由于消毒不严引起注射部位化脓感染等。

何时开始抗病毒治疗比较好

目前主要的判断标准有三条：$CD4^+T$ 细胞计数 <200 个 /μl；病毒载量大于每微升 5 万拷贝；是否出现艾滋病相关的症状或疾病。

以上三条满足一条即可，其中又以 $CD4^+T$ 细胞计数最为常用，因为病毒载量的检测费用较贵，一般做一次需 1000 多元，而依靠临床症状判断则需要丰富的临床经验。

尽管相对于病毒载量检测来说，CD4+T 细胞计数的检测费用较低，但做一次也需 300 ~ 400 元，且检测所需的设备非常昂贵，并不是所有的医疗机构都能承受，尤其在贫困边远地区。

因此世界卫生组织推荐在条件有限的地区可用淋巴细胞计数，即用血常规检测的总淋巴细胞计数来粗略估算 CD4+T 淋巴细胞计数，当总淋巴细胞 <1200 个 /µl 时，可认为 CD4+T 淋巴细胞 <200 个 /µl。

何谓艾滋病的抗病毒治疗

自从人们面对艾滋病病毒挑战的第一天，人们就想征服它。

在十几年与艾滋病病毒的斗争中，人们已经积累了相当的经验，知道了哪些是预防艾滋病病毒传播的有效办法，而且研制出了一些能够有效抑制艾滋病病毒在体内复制的药物。这些药物已能在很大程度上缓解艾滋病患者的症状，延长患者的生命并提高其生活质量。这些抗病毒药物尽管不能彻底杀灭人体内的病毒，但能够有效抑制艾滋病病毒在体内的复制，只是价格十分昂贵，而且有些药物长时间使用还可以使病毒产生耐药性，大大抵消其治疗效果。

现已有 20 种左右药物通过了美国 FDA 许可用于治疗艾滋病病

毒感染者和艾滋病患者，在我国也可以买到部分主要药品。药物可分为四类，一是核苷类逆转录酶抑制剂，如齐多拉米双夫定、司坦夫定、齐多夫定等；二是非核苷类逆转录酶抑制剂，如依非韦化、奈韦拉平等；三是蛋白酶抑制剂，如硫酸茚地那韦等；最后一类是融合抑制剂，如恩夫韦肽。

前二类药物作用于艾滋病病毒复制的早期，抑制逆转录酶；第三类作用于艾滋病病毒复制的后期，抑制另外一种重要的酶（蛋白酶）活性；最后一类则可以阻止病毒进入细胞。以上药物（除恩夫韦肽）目前国内均有出售。

另外，进行抗病毒治疗不是任何时候都适合的，要选择适当的时机。艾滋病病毒感染后，要经历急性感染期、无症状期、持续性淋巴结肿大期和症状期，即艾滋病的四个时期。一般的治疗应选择无症状期的中后期。因此，什么时间开始治疗一定要在有经验的医生指导下进行。

艾滋病治疗药物分为哪几类

号称"超级癌症"的艾滋病，传播快，死亡率高，世界各国的医药学家均致力于研究与探索抗艾滋病新药，不断有新的药品试用或问世，现撷取部分介绍如下。

首先以叠氮脱氧胸苷、二脱氧肌苷、二脱氧胞苷为代表揭开了这场殊死搏斗的序幕，可惜它们的毒副作用较大，又易产生抗药性，特别是叠氮脱氧胸苷还有骨髓抑制、白细胞下降、总淋巴细胞数减少及巨幼红细胞贫血等反应。

继而有齐多夫定、拉米夫定、司坦夫定、扎西他滨、去羟肌苷、奈韦拉平、地拉韦啶等后起之秀，如雨后春笋般地涌现。

据报道，全球已有100万以上的婴儿通过母亲感染上艾滋病病毒，按世界卫生组织预测，若再不重视防治，在10年间将有500万～1000万婴儿被感染。

泰国已采取在怀孕晚期和分娩时给予齐多夫定，可使母婴传染率降低一半，而且药费较低。

欧洲一些国家让已感染艾滋病病毒的母亲从受孕后26周起每日口服齐多夫定，分娩时再静脉注射齐多夫定，胎儿出生后也给予齐多夫定6周，这样能使传染的危险性减少2/3。

近年艾滋病病毒蛋白酶抑制剂面世，它们能使艾滋病病毒的有关酶失去活性，无法合成蛋白，从而阻止其复制与传播，故具有战略意义。这类药有茚地那韦、沙奎那韦、利托那韦、奈非那韦、阿巴卡韦、帕利那韦等。此外，羟基脲用作抗癌药已有30余年，现又发现它能抑制艾滋病病毒复制，尤其对淋巴系统的病毒更为敏感。若将其与茚地那韦及去羟肌苷合用，则疗效最佳，且价廉物美。

上述诸药，大多仅使艾滋病病毒处于抑制状态，但无法根除。故须及早治疗，且联合用药（俗称为鸡尾酒疗法），以提高疗效，降低毒副反应，延缓抗药性。

应用某些中药及其提取物治疗艾滋病也是一个重要途径。如天花粉蛋白能杀灭被感染的细胞，也可抑制艾滋病病毒在受感染的 T 细胞内复制；甘草多糖能增强免疫功能，刺激网状内皮系统，增强机体自然杀伤细胞的活性；苦瓜蛋白能升高 T4 细胞含量；灵芝具有改善微循环、调节 T 细胞和 B 细胞的作用，能刺激巨噬细胞和自然杀伤细胞，促使单核细胞分泌白细胞介素和肿瘤坏死因子，以抑制过高的免疫反应。

还有一些中药也有调节免疫功能的作用。如增加 T 细胞的天门冬与苡仁；增加白细胞的人参与党参；增强中性白细胞吞噬作用的香菇；诱发干扰素产生的黄芪与白扁豆；加强抗体、补体活性的桂枝、黄精和香菇；促进免疫球蛋白生成的黄芪和淫羊藿等。

在中药复方中，小柴胡汤对艾滋病病毒有较强的抑制作用，使感染者的淋巴细胞、辅助 T 细胞及自然杀伤细胞均有明显增加。

抗艾滋病药物虽使许多人体内的艾滋病病毒一度被控制到几乎

检测不到的程度，但很快又会死灰复燃。故研制开发抗艾滋病疫苗一直是人们梦寐以求的夙愿。但由于该病毒与抗体共存于血液中，而该细胞表面却无病毒抗原，难以被免疫细胞所识别，故长期以来步履维艰。但现已人工分离出该病毒，且能进行培养与繁殖，为创制新疫苗带来了曙光。

艾滋病有哪些治疗方法

目前，艾滋病治疗主要包括抗病毒治疗、机会性感染的预防和治疗、免疫调节治疗、心理调节和营养支持等，此外还可以根据患者的实际情况给予对症处理、中草药等治疗。

（1）心理治疗。对有抑郁、绝望等情况的患者给予心理和精神方面的治疗和支持。

（2）预防和治疗机会性感染。预防用药，针对不同病原感染的治疗，如抗原虫、抗细菌等治疗。

（3）对症治疗。降温、纠正贫血、给氧、补液、纠正电解质紊乱等。

（4）抗病毒治疗。主要通过使用逆转录酶抑制剂和蛋白酶抑制剂等药物抑制病毒在体内复制。

（5）营养支持。随着疾病的进展及各种感染，体质消耗多，发生进行性营养不良，需提供蛋白质、热量和其他营养保障。胃肠功能尚好者，可以口服加强营养，必要时可进行胃肠高营养或静脉高营养。

（6）免疫调节治疗。为治疗艾滋病而进行免疫重建是治疗中的策略。通过多种免疫疗法，增强免疫功能，减缓疾病进展。如 α- 干扰素、白细胞介素 -2、丙种球蛋白等。中药如香菇多糖、黄芪、甘草酸、丹参等。

（7）基因治疗。是指通过基因水平的操纵而达到治疗或预防疾病的疗法。对治疗艾滋病来说，可采用不同方法将抗病毒基因注入患者体内，找到所需要治疗的 $CD4^+T$ 细胞插入，阻止艾滋病病毒复制。

（8）中草药治疗。原则是扶正祛邪结合，以扶正为主，强调以人为本，整体调节，其毒性小，副作用小，易于长期服用。起效慢，但作用持久，是多种机制的综合作用，不易产生耐药性。可改善症状，配合机会性感染治疗，有助于疾病恢复。

机会性感染治疗的目的

治疗机会性感染的目的在于改善患者临床症状、延长患者的存活期、提高患者的生活质量，为争取进行抗病毒治疗赢得时间和机会。之所以能够达到这一目的，一是因为多数常见的机会性感染，如卡氏肺孢子虫肺炎、口腔霉菌感染、播散型鸟型分枝杆菌病毒感染、单纯疱疹、带状疱疹等经过标准的治疗，都可以取得很好的疗效；二是因为抗病毒治疗一般在机会性感染控制后才能得到比较好的效果。

如何预防艾滋病经血液途径传播

尽量避免输血，如万不得已，在接受输血前，要确定血液来源是否安全，也就是说该血液要经过艾滋病病毒抗体检测，已确定不带有艾滋病病毒。

不轻易用血液制品，更不要自己从国外带回血液制品来使用。

不到非法的地下采血点去卖血，要参加国家血站组织的无偿献血。因为大多数非法地下采血点为了牟取暴利，常常给卖血者使用没有消毒的针管和针头，这样非常容易传播艾滋病病毒。

千万不能尝试吸毒，已有毒瘾的人必须立即戒毒。因为吸毒不仅危害健康，而且静脉注射毒品时，最容易通过没有消毒或消毒不严格的针管和针头感染艾滋病病毒。

如果需要接受拔牙或其他口腔治疗以及注射、针刺治疗、内窥镜检查等，必须到正规的医疗机构，因为在这些治疗或检查过程中往往会发生出血，而正规的医疗机构都能严格消毒，一般不会引起艾滋病病毒的传播。

要确定自己的孩子在接受计划免疫注射时，能做到一人一针一管。告诉已懂事的孩子，预防注射时，不能和别人合用注射器或针头。

日常生活中，还要注意以下几点。

（1）不要到消毒不严格的理发馆、美容院去理发或美容。如不消毒或不严格消毒理发、美容的刀具、针具，也有可能在刮脸、穿耳、纹眉时传播艾滋病病毒。

（2）不要互相借用电动剃须刀、刮脸刀，因为刮脸、剃须时经常会使面颊皮肤发生轻微擦伤，人们往往觉察不到这种细小的损伤，其实在刮完脸后尝试用肥皂水涂抹脸部，便会感到不同程度的皮肤刺痛，这表示已有表皮损伤。

（3）不要与别人共用牙刷，刷牙时经常会发生出血，有牙龈炎时出血更多。

（4）最好不要纹身，因为纹身时要用针刺破皮肤，如果没有严格消毒针，就有可能感染艾滋病病毒。

有时在日常生活中也会发生一些意外事故，当有人流血时，一定要设法不让他的血液直接沾染你的皮肤，如果你身上皮肤有伤口时就更不能沾到他的血液了。你可以用衣服、塑料单来隔开伤员。

平时更不要打架斗殴，打架斗殴双方难免流血，如果一方带有艾滋病病毒，就完全有可能传染给另一方。

输血时如何预防艾滋病

输血在我们日常生活中创造了很多起死回生的奇迹。

但事实告诉我们，如果输入了带艾滋病病毒的血液，接受血液的人几乎无一幸免，都会感染艾滋病病毒。

我国现在已经有法律规定，所有医疗使用血液都必须进行艾滋病病毒抗体检测，保证安全用血是医疗卫生部门的责任。我们每个人对安全用血可以起到监督作用。

在日常生活中，要尽量避免不必要的输血，如果必须输血，有权利了解血液是否经过艾滋病病毒抗体检测，要输入经过严格检测的血液。值得提醒的是，一定不要为了所谓"增加抵抗力"盲目使用血液制品。

何谓不安全注射

不安全注射指通过注射方式使被注射者有可能感染病原体，如：别人用过的针具没有消毒就拿来使用，或注射时没有严格遵守消毒操作规程等，这些都属于不安全注射。

现有的抗病毒药物有哪些

现有的抗逆转录病毒药物主要分为核苷类逆转录酶抑制剂、蛋白酶抑制剂和非核苷类逆转录酶抑制剂三类。

在中国销售的核苷类药物包括齐多拉米双夫定、去羟肌苷、司坦夫定、阿巴卡韦、阿巴卡韦双夫定；蛋白酶抑制剂为硫酸茚地那韦；非核苷类包括奈韦拉平与依非韦伦。

2003年3月15日，美国食品与药品监督管理局批准了第四种抗病毒药物——融合抑制剂恩夫韦肽上市，这是目前唯一一种在细胞外起作用的药物，它可以阻止病毒与细胞的接触与融合，但其价格相当昂贵，且目前国内无法获得。

何谓安全注射

安全注射是指，保证不会通过注射方式使被注射者感染任何病原体，包括艾滋病病毒、乙型肝炎病毒、丙型肝炎病毒等。

安全注射要求在注射过程中严格执行注射操作规范，不共用注射器，使用经过严格消毒的注射器或自毁式一次性注射器等。

怎样保证安全注射

（1）彻底清洁器械、注射器，严格按照消毒规程进行消毒。

（2）一次性器械或注射器只能使用一次，用后要先消毒处理再销毁。

（3）有条件时使用自毁式注射器（即只要使用一次后就不能再使用的注射器）。

（4）坚决不与他人共用注射器。

世界卫生组织推荐的普遍性防护原则，包括以下内容。

（1）安全处置锐利器具。无论在什么情况下，不要把用过的器具传递给别人；在进行侵袭性操作时，一定要保证足够的光线，尽可能减少创口出血；千万不要向用过的一次性注射器针头上盖针头套，不要用手毁坏用过的注射器；在创口缝合时，要特别注意减少意外刺伤；把用过的注射器直接放到专门的桶（盒）中，统一处理；勿将锐利废弃物同其他废弃物混在一起；勿将锐利废弃物放在儿童可以接触到的地方。

（2）对所有器具严格消毒。为保证消毒效果，器具必须用热水和清洁剂洗干净后再消毒。所有符合消毒规范的消毒程序都足以杀灭艾滋病病毒、乙型肝炎病毒和丙型肝炎病毒。常用的灭菌方法足以使艾滋病病毒灭活。常用的两种灭菌方法是煮沸和化学灭菌。煮沸是有效的灭菌方法。已清洗过的器具应煮沸 20 分钟。化学灭菌法主要用于不能采用加热法灭菌的器具。以下三种常用的化学灭菌剂足以灭活艾滋病病毒：含氯灭菌剂，如漂白粉；2% 过氧化氢；70% 酒精。

（3）认真洗手。医务人员的手常常带有病原微生物，这也是造成病原体在患者中传播的主要原因之一。医务人员手上沾着的体液，可以很容易地用肥皂和水清除干净。

（4）使用防护设施避免直接接触体液。根据可能接触血液或体液量的多少，决定采用适当防护设施。常用防护设施包括乳胶手套、口罩、防护眼镜、隔离衣等。

（5）安全处置废弃物。运输废弃物的人必须戴厚质乳胶手套；

处理液体废弃物必须戴防护眼镜；没有被血液或体液污染的废弃物，可按一般性废弃物处理。

静脉吸毒者怎样预防艾滋病

静脉吸毒者与别人共用没有消毒或消毒不严格的注射器，很容易感染艾滋病，而共用的人越多，感染艾滋病的可能性就越大。

很多静脉吸毒者为了尽可能减少毒品残留在注射器中，常常在注射毒品时把血液回抽到注射器中，并用血反复冲刷注射器，然后再注入静脉内。

这样，注射器里残留较多的血液，如果共用这样的注射器，感染艾滋病的危险更大。

静脉吸毒者要减少感染艾滋病的机会，应采取以下措施：用新注射器或彻底消毒过的注射器；严禁与别人共用注射器；如果使用玻璃注射器，一定要严格消毒，家庭中最容易做到的是煮沸消毒，方法为将针头和针管内外彻底清洗后，煮沸 20 分钟。

此外，吸毒者也可用美沙酮替代毒品，即美沙酮替代疗法。

何谓美沙酮维持疗法

随着神经生物学研究的不断深入，吸毒已被证明是一种极易复发的慢性脑疾病。因此，像大多数慢性疾病（如糖尿病、高血压）一样，吸毒也需要采取长期的药物维持治疗。

近年来，为减轻吸毒者对海洛因的依赖，控制艾滋病在吸毒人群中的传播，并减少与毒品有关的违法犯罪，我国开始在部分地区的吸毒人群中开展美沙酮维持治疗试点工作。

美沙酮维持治疗通过较长时期或长期服用美沙酮口服液来治疗吸毒者的海洛因成瘾，同时配合心理治疗、行为干预等综合措施，以最终达到减少毒品危害和需求的目的。

美沙酮又称美散痛，是一种人工合成的麻醉药品，它的药理作用与吗啡非常相似，被制作成胶囊、片剂、溶液，可以口服。一般临床医生将美沙酮用作镇痛麻醉剂，止痛效果比吗啡要好些，毒性、副作用较小，成瘾性也比吗啡小。美沙酮本身戒断症状程度较轻，戒毒者不痛苦。而且它对戒断症状控制疗效比其他的戒断药显著，脱毒治疗成功率高，可以口服，一次用药可作用24小时，重复使用仍然有效并可产生长期作用，适用于阿片类成瘾药物的戒断治疗。

目前美沙酮已成为最常用的脱毒治疗药物之一。

当然，长期应用也会有些缺点，如：可形成身体依赖、心理依赖及对它的耐受性（即作用减弱），花费大而且周期长等。

美沙酮维持疗法在国外使用得比较普遍。在戒毒者进行脱毒治疗、消除戒断症状后，定期给戒毒者以限量的美沙酮进行维持，防止和减轻戒毒者吸毒的强烈欲望。通过这种疗法可使戒毒者逐渐恢复正常人的工作、学习、生活方式，减少犯罪和反社会行为。

美沙酮维持疗法的意义何在

美沙酮维持疗法的意义在于：每天只需要服用一次美沙酮口服液，就可以使患者免遭阶段症状的困扰；降低治疗者对毒品的渴求，减少觅药和用药行为；减少注射毒品的行为，并减少了通过共用注射器传播血源性疾病（特别是艾滋病）的机会；减少非法药物交易，吸毒者的违法犯罪行为；恢复患者的社会功能和家庭功能；与患者保持联系，以便为他们提供防病知识、社会支持、心理辅导，鼓励他们逐渐戒除毒品。

注射器和针头怎样消毒

（1）配制家用漂白粉消毒液。

（2）先用注射器抽取清洁水然后快速推出，重复两次。

（3）用注射器抽取漂白粉消毒液，快速推出，重复两次。

（4）再用清水冲洗两次。

（5）针头和注射器煮沸 10 分钟。

有没有预防艾滋病的疫苗

目前国内外还没有生产出一种既有效、安全又能广泛用于预防艾滋病病毒的疫苗。国内外有关机构和专家正在积极从事预防艾滋病病毒疫苗的研制工作，并取得一定成效。但是，通过提高防护意识，杜绝可能造成感染的危险行为，艾滋病是可以预防的。此外，国家对艾滋病患者实施免费的艾滋病抗逆转录病毒治疗，俗称"鸡尾酒疗法"。

吸毒人员怎样降低感染艾滋病病毒的危险

（1）戒毒。

（2）避免静脉注射毒品。

（3）避免与他人共用注射针具。

（4）如果使用的注射器具不是一次性的，在每次注射前应彻底消毒。

艾滋病病毒抗体阳性的孕妇如何降低婴儿感染艾滋病病毒的危险性

如果艾滋病病毒抗体阳性的妇女坚持怀孕，一定要先到有艾滋病治疗经验的医院咨询后再受孕，以使这种母婴传播的概率降到最低。

具体措施包括：孕期服用抗逆转录病毒药物，具体的药物和服药的时间由专业医生提供；选择性剖腹产或产道消毒；避免母乳喂养；婴儿抗逆转录病毒药物的应用以及婴儿的追踪和观察。

如果采取上述措施后可以使这种危险降到2%。

何谓抗病毒治疗的依从性

医学上将患者执行医嘱的程度称为"依从性"。也就是说，患者在治疗过程中要听从医生的指导。

抗病毒治疗的依从性主要指在艾滋病抗病毒治疗的过程中，艾滋病病毒感染者和艾滋病患者能够听从医生的安排，尤其是要按时、按量服药，并根据需要及时更换治疗方案，积极配合治疗，以最大限度的发挥抗病毒药的疗效，尽量减少毒副作用和病毒耐药的出现。

艾滋病的抗病毒治疗毒副作用较大，服药时间长，甚至是终身服药，患者很难坚持治疗，因此，患者的依从性直接影响到治疗效果。

良好的依从性可很好的控制病毒载量，提高免疫功能，减少病毒耐药的出现。

若服药依从性不好，不但达不到理想的治疗效果，还将很快产生药物抵抗，给抗病毒治疗带来很大的麻烦。

影响抗病毒治疗依从性的因素很多，除了漏服药物外，药物的不良反应、滥用毒品、心理因素等都会影响患者的服药依从性。

艾滋病的抗病毒治疗多长时间能见效

（1）治疗效果的判断

在机体接受抗逆转录病毒治疗后，国际通用的疗效观察指标是病毒载量和 CD4$^+$T 淋巴细胞计数。不管治疗前的病毒载量是多少，治疗 8 周后，病毒载量比原来下降 10 倍，理想的效果为 4～6 个月病毒降至检测不出的水平（病毒载量 <50 拷贝 /ml 血浆），与此同时，CD4$^+$T 细胞计数在 4～8 周通常增加 50～60 个 /mm^3，此后每年增加 50～60 个 /mm^3，通常，治疗一年后，CD4$^+$T 细胞计数一般增加 50～180 个 /mm^3。治疗一年后，病毒载量在明显下降后，稳定于 1000 拷贝 /ml 血浆以下，仍视为有效，可以继续接受治疗。

在资源贫困地区或技术条件限制时，可选择淋巴细胞绝对计数以及发生机会性感染作为观察临床疗效的替代指标。一般公认淋巴细胞绝对计数 1200 个 /mm^3 相等于 CD4$^+$T 细胞计数 200 个 /mm^3。

（2）治疗失败的判断

病毒抑制失败，病毒载量下降不符合上述指标。免疫功能恢复失败，CD4$^+$T 细胞计数持续下降，并或出现临床症状。CD4$^+$T 细胞计数一度上升后逐步下降，病毒载量一度下降后出现反弹，>1000 拷贝 /ml 血浆。临床治疗失败，表现为病程进展。部分患者接受治疗后病毒载量没有达到上述下降的指标，但 CD4$^+$T 细胞数呈上升或上升后趋于稳定，则可以提示抗病毒药物出现部分抑制病毒的作用。

（3）影响治疗效果的因素

①依从性差。不规范的用药是影响治疗效果的主要因素，不规范用药包括药物的副反应持续存在并无法控制，使患者不能坚持用药，以及患者对规范用药的认识不足，因此而出现的"不认真"服药。

②药物及疗效不佳。药物配伍直接关系到可能产生的副反应。

③耐药。机体内病毒在治疗过程中产生的耐药现象也是影响治疗效果的主要因素之一。

④药物不良反应。由于抗病毒治疗的药物仅能抑制体内病毒的复制而不能根除病毒，因此，一旦用药即表示患者要终身服药，用药期带来的副作用逐步增多而广泛，精神负担加重，直接影响了患者对抗病毒治疗的依从性。

抗病毒治疗中应注意的问题

（1）切记不要服用单药，服哪组药物应该由有经验的医生决定。

（2）知道所服用药物的毒副作用是什么，并注意监测。

（3）一定要遵照医生的医嘱服药，包括服药时间、服药次数、服药与食物的关系。

（4）注意与其他药的相互作用。

（5）注意一旦服药后不能漏服。

（6）注意定期与您的医生联系，必要时可能还要监测药物是否耐药，及时调整治疗方案。

中医药治疗艾滋病有何特点和优势

中医学认为，人的健康是人体自身与外界环境维持相对动态平衡的状态，当某种因素破坏了这种平衡，而人体自身又未能调整恢复平衡，就会引起疾病。因此，中医学在诊治疾病的过程中尤为重视病因、病位以及病机。

通过中医药治疗艾滋病具有五方面优势。

（1）中医的辨证论治和个体化治疗可应对艾滋病复杂多变的临床特点，缓解和减轻症状，提高生存质量。

（2）早期发现，早期治疗。由于西药抗病毒治疗需要等到合适的治疗条件时才能使用，因此，中药对于无症状期艾滋病病毒感染者的治疗具有一定的潜力和优势。

（3）能阶段性地稳定或改善患者的免疫功能，延缓发病，使患者带毒生存。

（4）中药学可以减轻抗病毒药物的某些毒副作用，增加患者的依从性。

（5）中医药资源丰富，历史悠久，能够被广大患者接受，有较好的药物可及性和覆盖面；此外，在辨证准确的前提下，毒副作用相对较少。

中医药治病强调以人为本，整体调节，辨证论治。

中药治疗艾滋病有以下特点：毒副作用小；起效慢，服药时间长；价格便宜，适合国情；增强或稳定免疫功能，改善症状体征，提高生存质量；但对降低病毒载量作用有限。

哪些中药可用于治疗艾滋病

有些中药能直接杀死艾滋病病毒，有些中药间接地增强巨噬细胞吞噬能力，并能促进抗体的生成。

（1）增强巨噬细胞吞噬能力的中药。人参、西洋参、太子参、黄芪、白术、灵芝、茯苓、当归等。

（2）促进抗体生成，提高淋巴细胞转化作用的中药。肉桂、附子、仙灵脾、锁阳、菟丝子等。

（3）延长抗体存活的中药。麦冬、玄参、沙参、鳖甲、鸡血藤、阿胶、女贞子等。

（4）抗艾滋病病毒中药。猪苓、夏枯草、生甘草、七叶莲、田基黄、猫爪草、土大黄等。

是否有措施能延缓艾滋病的发病时间，延长潜伏期

艾滋病两个关键的致病环节是：艾滋病病毒的侵害及人体免疫功能受损。虽然尚无药物控制病毒，但凡有利于增强人体免疫功能的措施，以及抑制病毒生长、复制的方法，都会对延长潜伏期、推迟艾滋病的发病有利。

事实证明，尽管都是艾滋病病毒感染者，但潜伏期有的短到仅数天，有的长达 10 年以上仍未发病，其中除感染方式、病毒数量、病毒类型与之相关外，人体的抵抗力、免疫功能也是极为重要的抗衡因素。而增强免疫功能在一定程度上是能做到的。

（1）积极创造良好的、合理的营养条件及医疗生活环境是延迟艾滋病发病的因素之一。从欧美国家与非洲国家艾滋病病毒感染者发病时间的差别看，非洲感染者潜伏期短、发病快、病程短、死亡快，

重要差别之一就是他们的营养状况远较发达的欧美国家差。

（2）积极乐观的情绪，和谐的人际关系，平衡的心理状态有助于提高和稳定人体的免疫功能。这一观点已得到医学界的公认，并在许多医疗实践中，尤其是恶性肿瘤的治疗中得到证实。

（3）健康的生活方式不仅有利于乐观情绪的持久，戒除不良生活方式与嗜好也有利于增强免疫功能。

（4）适当地使用增强免疫功能的中草药，对延长潜伏期有肯定的作用。

抗病毒治疗的目的

临床目标：延长患者生命，提高生活质量。

病毒学目标：最大限度并且尽可能长期地降低病毒载量，以延缓病程的进展，预防并减少病毒耐药性的产生。病毒受抑制时通常有较好的 $CD4^+T$ 细胞反应，并且当病毒载量 < 5000 拷贝 $/\mu l$ 时较少发生机会性感染。对病毒抑制不完全的治疗方案有效时间短，且易导致耐药性的出现。

免疫学目标：高质（病原特异的免疫反应）并且高量（ $CD4^+T$ 细胞计数恢复至正常范围）的免疫重建。

　　治疗学目标：采取适当的用药方案及顺序达到病毒学目标的同时，还要保存可使用的候选方案，减少副反应，提高治疗依从性。

　　流行病学目标：减少艾滋病病毒的传播。

　　总之，抗病毒治疗的目的是最大限度地抑制患者体内的艾滋病病毒复制，从而使患者的免疫系统避免遭受艾滋病病毒的进行性破坏。免疫系统，特别是 $CD4^+T$ 淋巴细胞水平的恢复，即免疫重建后，患者发生机会性疾病的危险显著下降，从而可延长患者的生存时间，并可改善患者的生活质量，患者在治疗的同时可以进行基本正常的工作、学习和生活。

　　抗病毒治疗的发展历史：抗病毒治疗经历了多个阶段，第一个核苷类逆转录酶抑制剂叠氮胸苷在 1987 年用于临床治疗艾滋病，虽然能够抑制病毒的复制，但100%的患者会迅速出现耐药和病毒反弹，导致治疗失败。之后同时使用两个核苷类逆转录酶抑制剂联合治疗，但仍未取得良好的效果。

　　随着两类新药蛋白酶抑制剂和非核苷类逆转录酶抑制剂在 1995、1996 年的临床使用，高效的抗逆转录病毒治疗已成为目前最有效治疗艾滋病的方法。新近研究的抗病毒治疗包括融合酶抑制剂和整合酶抑制剂等。

如何预防艾滋病经母婴途径传播

育龄妇女要生孩子，一般不会采取避孕措施，这样夫妻双方中，如果一方带有艾滋病病毒，另一方就会很快感染上。因此，男女双方最好在婚前检测艾滋病病毒抗体，婚后严格遵守性道德，互相保持忠诚。

有多个性伴侣的女性，一定要主动接受艾滋病咨询和检测。如果已感染艾滋病病毒，就要避免怀孕，这是预防婴儿感染艾滋病的根本措施。

假如在此之前已经怀孕，应该去医院做人工流产。因为感染艾滋病病毒的妇女怀孕后，血液中的病毒会通过胎盘传播到婴儿体内，也可在阴道分娩、母乳喂养的过程中将艾滋病病毒传染给她的孩子。而孩子一旦感染上艾滋病病毒，通常活不过 2 ~ 3 年。

如果感染艾滋病病毒的孕妇坚持要生下孩子，那么为了最大限度地减少新生儿感染艾滋病的危险，必须到有条件的医院就医，进行妊娠期与妊娠后的药物预防。同时，应注意预防产道感染，采用剖腹产，阴道分娩时，在分娩期用双氯苯双胍己烷冲洗阴道，并尽可能清理新生儿的皮肤、鼻腔、口腔、耳内、眼内、气管、胃内分泌物。产后为减少因母乳喂养引起的传播，应采取人工喂养。对于感染艾滋病病毒的婴儿积极治疗。

何谓鸡尾酒疗法

治疗艾滋病需要把多种抗病毒的药物混合使用，可以明显降低体内艾滋病病毒含量，延长患者寿命。这种疗法叫"鸡尾酒疗法"。

假使艾滋病患者只服用一种治疗药物，艾滋病病毒会产生抗药性，而如果患者同时服用两种药物时，病毒无法同时对两种药物产生抗药性。接受这种疗法的患者如果在感染的最初几个月同时服用三种药物，就能有效地抑制病毒的扩散。不过，这种疗法价格非常高昂，在美国每人每年约需花费两万美元，而且有15%的患者服药后病情没有改善。另外，艾滋病治疗药物副作用非常大，会出现严重腹泻、腹部痉挛和贫血等现象。因此，很多患者不能长期坚持服药。

近年来，我国开始生产艾滋病治疗药物，每位患者每年所用药物价格为3500元人民币。

男性同性恋者怎样预防艾滋病

如果两个男同性恋者保持只有对方一个性伴侣，而两个人都没有感染艾滋病病毒，那么他们之间的性行为当然是安全的，不会感染艾滋病病毒。但如果其中一人或两人都有其他的性伴侣，那么他们感染艾滋病病毒的可能性就大了。

但是现实生活中，由于同性恋者多受到歧视，两个同性恋者之间不容易建立稳定的一对一的性伴侣关系，他们可能会被拆散而另寻其他的性伙伴。

即使这样，同性恋者也要尽量减少性伴侣，因为性伴侣越多，他感染艾滋病的危险就越大。

男性同性恋者如果要进行插入性性行为，一定要正确地使用安全套，并注意以下几点。

（1）要用特制的厚膜安全套，以免破裂。

（2）要随身携带那种特制的厚膜安全套。

（3）要选择大小合适的安全套，太小容易破裂，太大容易滑脱。

（4）不要在不安全的地点发生性关系。

（5）每次发生性关系时，要全程使用安全套。

（6）肛交时要用大量的水质润滑剂，而不能使用石蜡油、雪花膏、唾液、牙膏、克霉唑软膏等作安全套润滑剂。因为石蜡油、雪花膏是油性润滑剂，会增加安全套的脆性，使安全套更容易破裂。用唾液既不卫生也不能起到很好的润滑作用。牙膏不仅不能润滑而且牙膏内的微小颗粒反而会磨损安全套。有些人以为克霉唑软膏既能润滑又能防病，实际上克霉唑软膏并不是水溶性的，而且只能抗霉菌感染，对细菌和病毒感染无效。

总之，男性同性恋者在与别人发生性行为时，一定要想到预防艾滋病，要注意保护自己不感染上艾滋病病毒。

如果感染了艾滋病病毒怎么办

一旦查出艾滋病病毒抗体阳性，说明你已是艾滋病病毒感染者。艾滋病的潜伏期一般较长，在长达几年或十几年的潜伏期里，可以没有任何症状，而潜伏期的长短，一方面固然与病毒的毒力有关，另一发面，还与感染者的健康状况、营养情况、精神因素等有关。

（1）保持乐观情绪，合理营养，适当锻炼，避免再感染其他疾病。乐观的生活有助于维持健康，推迟发病。

（2）染上艾滋病病毒后应洁身自爱，不能再有高危行为，如性乱、注射毒品等，以免发生第二次感染，再染上毒力强大的艾滋病病毒后会加快发病。

（3）定期就医，遵从医生嘱告。目前还没有能完全治愈艾滋病病毒感染或艾滋病的特效药物，但是目前的抗病毒联合用药，可降低血液中的病毒量，提高人体免疫力，从而延缓发病或减轻症状，延长生命。

（4）请将艾滋病病毒感染的事实告诉你的配偶或性伴。夫妻间性生活坚持正确使用安全套，以减少传染机会。劝说和自己有过性关系的人接受艾滋病病毒抗体检查。如果是妇女，则应在医生指导下慎重选择是否怀孕，避免母乳喂养。

（5）遵守政府有关法令主动接受管理。有意识地主动约束自己的行为，保证不因自己的行为而把艾滋病病毒传染给他人。

艾滋病病毒的消毒方法有哪些

艾滋病病毒在外界抵抗力较弱，比乙型肝炎病毒的抵抗力低得多。所以，使用对乙肝病毒的消毒和灭活方法完全可以对付艾滋病病毒。

艾滋病病毒有不耐酸、较耐碱、耐低温、对紫外线不敏感等特点，酒精对其具有较好的灭活作用。国际卫生组织推荐对艾滋病病毒灭活加热 100℃持续 20 分钟，效果较理想。

艾滋病病毒的消毒主要是针对被艾滋病病毒感染者和艾滋病患者的血液、体液污染的医疗用品、生活场所等。例如，辅料、纱布、衣物等。对艾滋病病毒的消毒可以根据消毒物品选择适当的物理方法或化学方法。需要重复使用的物品可用煮沸或高压蒸汽消毒。不宜煮沸的物品可用 2% 戊二醛、75% 酒精等进行消毒。

如何预防艾滋病经性接触途径传播

首先要树立健康积极的恋爱、婚姻、家庭及性观念，反对"性自由"倾向。要洁身自爱，避免婚前、婚外性生活，不参与性乱活动，不涉足色情场所，不轻率地进出某些娱乐场所。要尽量保持单一的性伴侣关系，因为性伴侣越多，感染艾滋病的危险越大。

安全套是阻止艾滋病病毒进入人体的"防火墙"，在性生活中正确、全程使用质量合格的安全套，不仅可以有效减少感染艾滋病的危险，还可以起到避孕的作用。早期治疗性病对预防艾滋病很重要。

性病感染者容易发生生殖器溃疡，这样就大大增加了感染和传播艾滋病病毒的机会。因此，性病患者及其性伴侣应该同时去医院进行早期诊断和治疗，迅速治愈性病及各种生殖器感染。

一旦怀疑自己感染了艾滋病病毒时，应尽早到有关机构接受艾滋病咨询和检测，避免把病毒传播给他人。

怎样处理治疗中常见的副作用

不同的药物有不同的副作用。

目前最方便的组合是齐多拉米双夫定和依非韦伦，这一组合在服用过程中应注意齐多拉米双夫定的骨髓抑制作用所致的粒细胞下降及贫血发生。

非核苷类药物的主要副反应为皮疹，一旦出现皮疹应及时与专业医生联系，若皮疹伴随有恶心等消化道不适、发热、皮疹进行性加重等症状出现时应立即就诊，以决定是否需要停药，切记不要擅作主张。

患者在服用蛋白酶抑制剂硫酸茚地那韦时，应注意每日均匀饮水 1.5 ~ 2L，以减少肾结石的发生率。

在服用去羟肌苷、司坦夫定时容易并发胰腺炎和外周神经炎，一旦出现这种情况，应该停药并换用其他药物组合。

总之，每服用一个药物都会有其相应的毒副反应，首先不要自行停药或减量，要及时与医生联系，以做出正确的决定。

　　抗病毒治疗费用在我国国产药物还没有上市的情况下，每个月的抗逆转录病毒治疗药物的花费在 2500 ～ 3000 元之间（不同的治疗组合有不同的具体价格），而每隔 3 ～ 6 个月应进行一次 CD4$^+$T 细胞计数及病毒载量的检查，一年的总费用大约在 3 万 ～ 5 万元之间。

　　我国多次与国外药厂谈判后，每人年需药费从 8 万 ～ 12 万元降至 5 万 ～ 7 万元，进一步磋商后降至 3 万 ～ 4 万元。

　　国务院批准进口抗艾滋病病毒项目药品免征关税和增值税，使药品价格降低了 1/5。政府、企业共同努力，实现部分药品国产化，形成了国产组方。药价降至 3000 ～ 5000 元水平。

第 5 章

康复调养

三分治疗七分养，自我保健恢复早

🧑‍⚕️ 预防艾滋病应从家庭开始

家庭是社会的最小组成单位，一个个幸福的家庭组成了我们的和谐社会，若一个家庭中有一个感染艾滋病病毒，整个家庭甚至整个村庄或整个社区就会蒙上一层厚厚的阴影。

因此，预防艾滋病应从每个家庭开始，一屋不扫，何以扫天下。

家庭也应该像一个群体一样，进行艾滋病的基本知识教育，让家庭的每个成员都能知道艾滋病的危害，艾滋病的传播途径，如何远离艾滋病，预防艾滋病等；夫妻之间应坦诚相待，互相尊重，不做出轨之事；要通过各种方式和途径学习性知识，遵守性道德，摒弃"性自由"的观念；要形成一个温馨和谐的家庭，让孩子体会到家庭的温暖，并经常与子女坦诚交流，了解他们的心理状况，有不良习性及时纠正；要教育子女树立正确的人生观和价值观，树立远大的理想并为之努力奋斗，排除杂念的干扰。

🧑‍⚕️ 感染上艾滋病病毒后还有必要治疗吗

艾滋病是一种病死率极高的传染病，目前虽还不能彻底治愈，但是积极治疗对生命来讲还是非常重要的。

绝大多数人感染上艾滋病病毒后，一般要经过几年甚至十几年才发病，但发病后进展迅速，多数在进入艾滋病期后 2 ~ 3 年内死亡。

如果艾滋病病毒感染者或艾滋病患者能得到适时和规范的治疗，可最大限度地抑制病毒复制，提高免疫功能，延长生存期，降低病死率。早期中医药干预能提高感染者的免疫功能，减轻症状体征，提高生存质量，有望延缓疾病进程，推迟发病时间，使患者长期带毒生存。

为何要提倡预防艾滋病

艾滋病威胁着每一个人和每一个家庭，预防艾滋病是全社会的责任。

（1）艾滋病在全世界，特别是在发展中国家迅速蔓延。我国艾滋病流行已进入快速增长期。

（2）如不能及时、有效地控制艾滋病的流行，将会对国家的经济发展造成严重影响。

（3）建立政府领导、多部门合作和全社会共同参与的艾滋病预防与控制体系，形成有利于艾滋病防治的社会环境是控制艾滋病流行的重要成功经验。

（4）我国预防控制艾滋病的策略是预防为主、宣传教育为主、动员全社会参与、实行综合治理。

（5）宣传教育和改变危险行为的艾滋病预防措施已被证明是有效的。

（6）每个人都有权且必须懂得预防艾滋病的基本知识，避免危险行为，加强自我保护。

（7）人人都应该把懂得的艾滋病预防知识告诉其他人。

（8）向青少年宣传预防艾滋病、性病的知识，开展学校性教育，保护青少年免受艾滋病、性病的危害，是每个家庭、每个学校、每个社区和全社会的责任。

青少年怎样预防艾滋病

积极学习有关艾滋病预防的知识，增强自我保护意识和抵御艾滋病侵袭的能力。

避免发生婚前性行为，尽量推迟第一次性行为的发生年龄，以免通过不安全的性行为而感染艾滋病，可通过以下方法把握自己：培养积极进取的生活态度和广泛兴趣爱好；不看黄色书刊、录像带、光盘及有关性内容的读物和影视片；与异性单独相处时，如发生冲动，应理智地离开，使自己冷静下来；用合适的方式交流感情，如拥抱、接吻、抚摸等，这样双方没有精液和体液的交换，属于安全性行为，而千万不要有轻率的性交行为。

远离毒品。

静脉吸毒是传播艾滋病的温床，这是因为吸毒者常常共用针管、针头，导致艾滋病病毒经血液传播；吸毒者的性行为往往是很混乱的，性乱交引起艾滋病病毒经性途径传播。

所以，青少年千万不要去吸毒。

艾滋病的传播没有国界，我国是世界上的人口大国，是国际社会的一员，有责任和世界各国携手共同努力控制艾滋病的蔓延，青少年要有预防艾滋病的社会责任感和使命感。

对早期艾滋病病毒感染者的诊断有什么意义

有人认为，既然艾滋病无法治愈，查出来也没有用，因而不愿意进行艾滋病病毒抗体检测，实际上早期接受检测可以得到以下益处：减少担忧；早期接受观察治疗；及早采取健康的生活方式，延缓向艾滋病的发展；及早采取措施保护家人，防止将病毒进一步传染给他人。

个人如何预防艾滋病病毒感染

艾滋病虽然是一种极其危险的传染病，但对个人来讲是可防可控的。

（1）洁身自爱，不去非法采血站卖血，不涉足色情场所，不要轻率地进出某些娱乐场所；任何场合都应保持强烈的预防艾滋病意识；不要存在任何侥幸心理；不要因好奇而尝试吸毒。

（2）生病时要到正规的诊所、医院求医，注意输血安全，不到医疗器械消毒不可靠的医疗单位特别是个体诊所打针、拔牙、针灸、手术。不用未消毒的器具穿耳孔、文身、美容。

（3）不与他人共享剃须刀、牙刷等，尽量避免接触他人体液、血液，对被他人污染过的物品要及时消毒。

（4）注意与艾滋病患者的接触。给艾滋病患者采血及注射时，注射器应采用一次性用品，患者的血液、排泄物、污染的物品应进行彻底焚烧。患者的器皿及医用器械要专人专用，如患者的刮脸刀、牙刷、毛巾、茶杯等应专人专用，排尿、排便后要用肥皂洗手，可达到消毒的目的。

总之，艾滋病虽是不治之症，但可以预防。最要紧的是要遵守政府法令，遵守性道德，特别要注意非法黑血站——再贫穷也不能去卖血，再紧急也不能输用可能污染艾滋病病毒的血，以免感染艾滋病病毒。若有艾滋病感染可疑时，你可以到各地医学科研机构、大医院、省、市级防疫机构接受检查。一次抽血艾滋病病毒抗体阴性，不能完全排除没有传染上艾滋病，应定期检查。

妇女如何远离艾滋病

妇女要使自己远离艾滋病，一定要主动了解有关艾滋病的知识，并掌握预防方法。

（1）在婚前体检时要进行艾滋病病毒抗体检测。

（2）要洁身自好，保持一个固定的性伴侣，而且确保他从不与其他人发生性关系，没有感染艾滋病病毒。

（3）劝说自己的性伴侣了解认识艾滋病，使他们能自我保护，不受艾滋病病毒的感染，这样也就保护了自己。

（4）要搞清楚性伴侣的生活背景和习惯，如知道他曾与别人发生不安全性行为，甚至有可能已感染艾滋病，要坚决拒绝与他发生性接触，实在不行，要正确、全程使用质量可靠的安全套。

（5）在与他人发生性行为时，正确、全程地使用质量可靠的安全套，是保护自己的最重要措施，而性交前后洗澡或冲洗阴道是不能预防艾滋病的。

（6）决不与他人共用没有消毒或消毒不严格的注射器和针头。

中年人怎样预防艾滋病

如果夫妻双方一生都只有对方一个性伴侣，那么自然不会因为性接触而感染艾滋病。

所以为了使家庭免受艾滋病威胁，应做到以下几点。

（1）不随便与别人发生性关系，因为性伴侣越多，越容易感染艾滋病。

（2）若不能确定性伴侣是否已感染艾滋病，为减少感染机会，每次发生性行为时，都要全程、正确地使用质量可靠的安全套。

（3）不酗酒或滥用药物，因为酒精和药物，会让人失去理智和判断力，以致发生不安全的性行为。

（4）远离毒品，如不能戒除毒瘾，切勿与他人共用注射器。

（5）在生活中，避免自己的皮肤、眼睛或口腔直接接触到别人的血液或伤口。

割包皮能预防艾滋病吗

割包皮后会降低感染艾滋病病毒的概率，是因为位于男性阴茎前端的包皮容易首先接触到艾滋病病毒。这部分皮肤比较脆弱，容易在性生活中破损出血，使病毒有更多机会经其侵入体内。包皮环切正好去除了这种潜在危险。

在艾滋病防治高层论坛上，中国科学院曾毅院士也宣布了这一最新科研成果——切割包皮可以使艾滋病病毒感染概率下降47.8%。曾毅院士同时告诫："当然，并非是说割除包皮后就不会感染艾滋病病毒，这一方法不能完全阻断艾滋病病毒的传播。"

成功阻断预防艾滋病，还是要养成良好、科学的卫生习惯，在进行不安全的性行为时，最好还是要100%使用安全套，这是目前最为成功的阻断方法。

艾滋病感染者家属怎样预防艾滋病

一般情况下，艾滋病感染者如没有明显的不适或并发性感染，就不用住院。

为预防艾滋病，家人需要采取以下措施。

127

（1）不要让自己的皮肤接触到感染者的血液或体液（如精液、阴道分泌物等）。

（2）夫妻间在过性生活时，要全程、正确地使用质量可靠的安全套，并且健康的一方要定期到医院检查。

（3）被艾滋病感染者的血液、分泌物、排泄物污染的物品应严格消毒以后再处理。

（4）有皮肤创伤或患皮肤病的人，最好不要去照顾艾滋病患者。

（5）艾滋病感染者与家人的衣物要分开放、分开洗。带有感染者血液或排泄物的衣物应消毒后再洗涤。

（6）艾滋病感染者的废弃物要严格消毒处理后再抛弃或直接焚烧。

（7）如果艾滋病感染者已出现精神失常，拒绝与家人合作，不能保持环境卫生时，家人要及时将他（或她）送入医院治疗。

患上艾滋病在就业时有哪些限制

艾滋病感染者有获得医疗服务、劳动就业、学习、参加社会活动等方面的权力，但为了有效地控制传播，艾滋病感染者的就业会受到一定限制。

当卫生防疫机构认为艾滋病感染者所从事的工作有传播、扩散艾滋病的危险时，会通知本人在一个月内调整工作岗位。过期未做调整的，疾病预防控制部门将以适当方式通知其所在单位。

相关单位接到通知后，应在当地疾病预防控制机构的指导下，对艾滋病感染者的工作岗位进行调整，但不得因此解除其劳动合同。

性病患者怎样预防艾滋病

患有梅毒、软下疳、生殖器疱疹等性病的患者，一般在生殖器部位有炎症和溃疡，使皮肤黏膜破损。一旦与感染了艾滋病的人发生性关系，对方精液或阴道分泌物中的艾滋病病毒，就会很容易通过破损的皮肤、黏膜进入体内。

因此，性病患者要及时去正规医院治疗，否则感染艾滋病的机会要比没有性病的人大得多。

性病患者在及时接受治疗的同时，还要动员自己的性伴侣去医院检查，这样可彻底根除性病。

如果一个没有性病也没有婚外性行为的人，发现他（她）的配偶与别人发生了性行为，他（她）应该和配偶一起到正规医院检查，及早治疗性病，以减少感染艾滋病的机会。

何谓艾滋病的职业暴露

职业暴露是指工作人员在从事艾滋病防治工作或其他工作过程中被艾滋病病毒感染者或艾滋病患者的血液、体液污染了破损的皮肤或非胃肠道黏膜，或被含有艾滋病病毒的血液、体液污染了的针头及其他锐器刺破皮肤，而具有被艾滋病病毒感染可能性的情况。

职业暴露后的处理原则

（1）紧急局部处理。用肥皂和流动水清洗被污染的皮肤，用生理盐水冲洗黏膜。如有伤口，应当在伤口旁端轻轻挤压，尽可能挤出损伤处的血液，用肥皂液和流动水进行冲洗，禁止进行伤口的局部挤压。受伤部位的伤口冲洗后，应当用消毒液，如：75% 乙醇或者 0.5% 碘伏进行消毒，并包扎伤口，被暴露的黏膜，应当反复用生理盐水冲洗干净。

（2）对暴露者的处理。暴露者应暂时脱离工作岗位。由专家对暴露级别进行评估，确定是否进行药物预防，如有必要，应于 24 小时内开始服药并坚持完成整个过程。原则上，用药越早越好，并采用联合疗法（二种或三种药物）。暴露者应于暴露后 0、6 周、12 周、

6月、12月进行血液检测。

（3）事故的报告和记录。立即向单位负责人和当地疾病预防控制中心报告。查找事故原因，并对事故过程和处理情况进行详细记录。包括事故的发生时间、地点及经过、暴露方式、损伤的具体部位、损伤的程度、接触物的种类和含有艾滋病病毒的情况、处理方法和处理经过（包括现场专家和领导的活动）、详细记录用药情况及首次用药时间、药物的毒副作用情况及用药的依从性。各事故处理单位在每年的7月5日和次年的1月5日前将上、下半年填写的艾滋病职业暴露人员个案登记表报至本省疾病预防控制中心。

每年的7月10日和次年的1月10日，省疾病预防控制中心填写本省的"艾滋病防治工作人员职业暴露事故汇总表"，报至本省（市、区）卫生厅（局）。抄报中国疾病预防控制中心。

（4）保密。无论重大事故还是小型事故，对事故涉及的职业暴露者在整个处理过程中均应做好保密工作，每一个得到信息的机构或个人均应严守秘密。

职业暴露感染的危险性多大

职业暴露后存在着感染艾滋病病毒的危险性，但实际感染艾滋病病毒的概率是很低的。

有研究资料表明，医务人员被艾滋病病毒污染的针头刺伤后，发生艾滋病病毒感染的概率为0.33%（20／6135），黏膜表面暴露感染艾滋病病毒的概率为0.09%（1／1143）。

2712名无破损皮肤暴露者无一例发生艾滋病病毒感染。

可能增加感染危险性的原因有：接触血量大；受损伤口深；造成伤口的器械上有明显的血迹；器械曾刺入静脉或动脉内；患者正处于感染早期或晚期。

预防艾滋病为何要提倡无偿献血

无偿献血是保证血液安全的重要措施。

血液安全问题始终是医疗过程中的重要问题，而且随着人类对疾病认识的深化以及来自世界各国的惨痛教训，各国对血液安全的要求不断提高。

输血是艾滋病病毒传播效率最高的一种途径，输入带艾滋病病毒的血液感染艾滋病病毒的可能性估计超过95%。

预防艾滋病经血传播是各级政府部门的职责，是预防控制艾滋病的重要措施。

无偿献血可以保证血液质量。有偿供血，血液就成了商品，采血、供血、用血都成为买卖关系。由于经营血液利润丰厚，不法之徒为牟取暴利，便会在缺乏必要技术条件和不遵守国家有关输血法的情况下，不顾供血者和用血患者的生命安危，搞地下采血站非法采血。

我国人口多，用血量大，有人买血，就有人卖血。为了挣钱，卖血者频繁卖血，不按医学上供血时间间隔规定的要求，抽血太频繁时，不仅血液质量差，而且也会损害供血者的健康。无偿献血可以减少献血人的流动。

通常一个地方的血站对每个前来供血的人都登记，每次供血的时间全都记录在案，不经过规定的时间间隔，不准再次供血。而卖血者由于利益驱动，为了多卖几次血，就到处流动卖血；有些人明知自己的血不合格，甚至是某种传染病的病毒携带者，为了挣钱，还会千方百计逃避检验，甚至冒名顶替去卖血，从而导致艾滋病病毒的经血传播。

无偿献血是非商品性的，献血者不是为了钱。如果普遍实现了无偿献血，就防止了有人为了挣钱而频繁地流动卖血，从根本上杜绝了非法采血和以卖血为业的流动供血人群的存在，这对预防艾滋病和多种血液传播疾病是非常有利的。

无偿献血是每个健康公民的神圣责任，在当前艾滋病严重流行的情况下，为了预防艾滋病，切断艾滋病病毒经输血传播的途径，符合献血标准的健康公民，人人都应积极参加义务献血。

外出旅游者怎样预防艾滋病

外出旅游者要当心，不要因为自己的不慎和行为不检点而感染上艾滋病，这里有两点建议。

（1）尽量克服性冲动，不要进入色情场所。一旦与陌生人发生性行为，要全程、正确地使用质量可靠的安全套，而且要避免乱交；

（2）如果发生意外事件，出现流血情况，在处理自己或他人的伤口时要注意保护自己，以免让带有艾滋病病毒的血液进入自己的身体。

冲洗阴道能预防艾滋病吗

据统计，一个健康女性同男性艾滋病病毒感染者进行性接触，感染率为30％左右，一个患有严重阴道炎、宫颈炎或子宫炎（没有

糜烂或溃疡情况）的女性同男性艾滋病病毒感染者进行性接触，感染率为60%以上，一个阴道或宫颈割破，或严重糜烂、溃疡的女性同男性艾滋病病毒感染者进行性接触，感染率为95%以上。

面对如此高的感染率，许多女性在不洁性交时没有或不愿带安全套，事后就采取补救措施，其中冲洗阴道就是比较常用的方法，有的用清水或生理盐水冲洗，有的听信广告用消毒剂冲洗，其实这些方法都是不科学的。

因为即使用消毒剂冲洗，能直接喷在人身体上的消毒剂必须是没有毒性和刺激性的，这样的药剂就不可能有很强的杀灭病毒和病菌的效果，特别是药剂不容易进入阴道深部，且阴道内褶皱很多，即使用消毒液冲洗也不可能把细菌病毒冲洗干净或杀灭，尤其是在冲洗前细菌病毒就可以进入人体使人受传染，所以高危性交（即和不知是否已感染艾滋病病毒或性病的人性交）后冲洗阴道是不可能预防艾滋病、性病的。并且长期的冲洗阴道会使阴道的微生物生态平衡打破，更容易感染各类疾病。

所以正确使用安全套才是防止艾滋病病毒传播最安全的方式之一。

何谓艾滋病的三级预防

从广义上说，艾滋病的预防可以分为三级：一级是预防未感染的人感染艾滋病病毒；二级预防是使感染者能够早期诊断、早期得到治疗、教育和咨询服务，延缓艾滋病病毒感染者发展成艾滋病患者，同时减少艾滋病病毒在人群中进一步传播；三级预防是通过医疗和其他社会支持服务改善艾滋病患者的生命质量、延长他们的生存时间。

在三级预防中，一级预防是最重要的。

为何要使用安全套

安全套（即避孕套）作为一种预防艾滋病的方法，在世界上很多地方已经非常流行。

经实验室研究证实，艾滋病病毒不能穿过乳胶安全套（市场上出售的一般都是乳胶安全套），正确并全程地使用安全套能极大地降低通过性途径感染艾滋病的危险。

有关资料报道：每次都使用安全套的妓女中，一般没有感染艾滋病；旧金山男同性恋者使用特殊的安全套后，艾滋病病毒感染率由 19% 下降到 2%；日本人使用安全套的频率很高，每年要消耗几十亿个安全套，所以虽然性开放程度很高，但他们的艾滋病病毒感染率却很低。

如果夫妻双方都没有感染艾滋病，而且双方互相忠诚，没有其他的性伴侣，那么他们的性生活不存在感染艾滋病的危险。

但是如果性生活的对象不止一个，感染艾滋病的机会就增加了，你不可能通过观察和交谈来确定对方是否感染艾滋病，为了保证性生活的安全，你必须使用安全套。如果不用安全套，哪怕是一次，也有可能感染上艾滋病。除极少数的人对乳胶有过敏反应以外，使用安全套没有任何毒副作用。已经感染艾滋病的人，在性行为中使用安全套仍然十分重要。它既可以避免将病毒传给对方，又可以预防自己再次感染艾滋病病毒而导致状况更加恶化。

使用安全套可以有效预防艾滋病，但最根本的预防措施还是要规范自己的性行为，提倡一夫一妻的健康性生活。

安全套防止艾滋病病毒感染的保护效果怎样

避孕套是一种由高强度、高弹性的乳胶薄膜做成的套子，起一种物理隔离的作用。

在夫妻生活中正确使用避孕套，可以避免精液进入子宫，从而避免怀孕，达到避孕的目的。同时，由于艾滋病病毒主要存在于男性的精液、女性的阴道分泌液中，避孕套的物理隔离作用，就像一堵墙一样，阻断了艾滋病病毒从男性的精液或女性的阴道分泌液进入到对方的体内，从而避免了艾滋病病毒通过性途径在性伴之间的传播，达到避免感染艾滋病的目的。

在性接触中正确使用质量合格的安全套可以大大降低艾滋病病毒传播的危险性，但这并不能保证100%安全。

因此，双方建立单一的、忠诚的性关系才是最重要的。

购买安全套要注意什么

（1）识别有效期

安全套多数在包装盒盖上印有生产日期，如"98011617"，前6位是生产日期，即1998年1月16日生产。进口的安全套上面印着"EXPDATE11/2000"，意思是2000年11月以后失效。简装和精装保质期不同。简装安全套用塑料薄膜包装，密封、避光较差，保质期只有18个月。精装安全套用双面或单面铝箔包装，保质期一般有3～5年。

（2）识别伪劣安全套

购买安全套时应查看：生产企业或销售商的名称、地址；生产日期、生产批号、有效日期、商标、标称宽度、类型、内装数量等；外包装上是否标明产品注册证书编号，是否注明已通过国家计划生育监测机构质量认定和技术监督部门认证等。

（3）选择适合的安全套

①大小适宜。选择大小适合的安全套，偏大、偏松容易脱落，偏小、偏紧容易破裂。

②根据需要选用不同的种类。市场上有一些异型安全套，如尖端膨大型、中段紧缩型、颗粒型、螺旋型等，这些异型安全套生产工艺不太好掌握，尤其是大颗粒的安全套，购买时应慎重。

使用安全套应注意什么问题

（1）不用过期的安全套。

（2）一定要在性接触前戴上安全套。

（3）不重复使用安全套。

（4）润滑男用安全套时可用水质润滑剂，不要用油质润滑剂，否则会损坏安全套。

（5）不过度拉伸安全套，不让阴茎顶端紧贴着安全套，要让末端小囊留出空间存放精液。

（6）使用时，要把安全套全部展开直到阴茎根部。

（7）不把安全套放在过热的地方，注意避光、防潮，否则会导致安全套老化而破裂。

（8）不同时使用女用和男用安全套。

（9）使用前要检查安全套的外观，如发现安全套发黏、破损则不要使用。

男友或性伴不愿用安全套怎么办

男女双方在平时就要注意在性、避孕、艾滋病、性病、安全套等方面进行沟通，使双方认识到使用安全套的重要性。

一般在发生性行为前，可以直接询问对方是否备有安全套，如没有，应该到药店或商店去买。

女方应该告诉男方，必须有安全套才行。

如果对方仍不同意使用安全套，就拒绝发生性行为。

流动人口怎样预防艾滋病

流动人口包括从农村到城市打工的青壮年以及长期在外跑长途的司机，以下几点建议，可以帮助他们远离艾滋病。

（1）防止通过不安全的性行为感染艾滋病。流动人口一般都是青壮年，正处于性行为活跃期，再加上长期远离家庭和亲人，孤身在外，更容易和不了解的人发生性行为。这是很危险的，因为也许他的性伙伴已感染了艾滋病，而外表根本看不出。如果和一个不了解的人发生性行为，那么一定要全程、正确地使用安全套。

（2）防止通过血液感染艾滋病。千万不要到地下采血点或一些不正规的血站去卖血，也不要轻易使用血液或血制品，如果非用不可，一定要搞清楚它的来源，确定它被检测过是安全的，不带有艾滋病病毒。更不要去吸毒，否则不仅损害健康还很容易感染艾滋病。另外，在发生意外事件时，要小心不让受伤者的血液沾到自己的皮肤上。

（3）要防止通过母婴途径传播艾滋病病毒。如果一个外出打工的妇女得知自己感染了艾滋病，千万不要怀孕，如果怀孕了要尽快中止妊娠，不要把孩子生下来，因为在怀孕和分娩的过程中，她很容易把艾滋病病毒传染给她的孩子，而她的孩子一旦感染了艾滋病，就活不了几年，如果硬把他生下来，将是一个悲剧。

（4）如果生活中有人感染了艾滋病，千万不要故意避开他甚至歧视他，因为日常生活接触不会感染艾滋病，大可不必惊慌、害怕。而感染了艾滋病的人在遭到歧视和不公正的对待后，会更加自暴自弃，或隐姓埋名、远走他乡，或企图自杀，甚至图谋报复，故意将艾滋病病毒传染给他人，那样将给社会造成极大的危害。

总之，流动人群要积极学习和掌握预防艾滋病的知识和技能，不要错误地以为艾滋病离自己很遥远，要积极地关注预防艾滋病的问题，有情况要及时去医院咨询。

有报道说，在深圳发现的 78 个患者中，目前能够和确认联系乃至接受治疗的患者仅 20 多个，而其他 50 多人已失去联系，不知身在何处。因为这其中部分患者在化验时用了假名假地址，待确定为艾滋病病毒抗体呈阳性后便杳无音讯。如果这些人不洁身自好，就极有可能将病毒传染给周围比较亲近的人，成为人群中的"定时炸弹"。所以，大家千万不可掉以轻心，否则就有感染艾滋病的危险。

怎样正确使用女性安全套

女用安全套里有一个起内固定作用的弹性内环，可借助它插入安全套并固定在宫颈，然后将开口处的弹性外环在外阴部展开，覆盖女性阴道入口和男性阴茎基部。

具体使用方法是：用拇指、食指及中指将密封一端的内环的下半部收窄；一只手指放入安全套内，尽量把内环推进至阴道深处，外环留在阴道外；性交后，将外环扭紧后拉出。

怎样正确使用男性安全套

（1）不要用过期的安全套，如果包装袋（盒）已被打开或损坏也不能用。

（2）撕开包装袋时，不要用牙咬或用剪刀剪，以免损坏安全套。

（3）质量好的安全套的质地柔软并有弹性、色彩明亮，如果发现安全套发硬或粘连、色彩发暗，就不能用。

（4）要在阴茎勃起后，接触对方的性器官前，戴上安全套。

（5）安全套顶端的小囊是用来装精液的，不能留有空气，因此戴安全套时，要用一只手的拇指和食指捏住安全套顶端的小囊，将安全套套在阴茎的龟头上，另一只手将安全套向阴茎根部逐渐展开，直到根部底端。

（6）在戴安全套的过程中，如果发现安全套上有小孔或损坏，应立即更换一个新的。

（7）在性交的过程中，如果发现安全套有损坏、脱落，应立即停止性交，用肥皂和清水冲洗阴茎，并更换一个新的安全套后再继续性交。

（8）射精后，在阴茎还未疲软的情况下，用手握住安全套的基部，小心地从对方的体内退出，不要将安全套滑落在对方的体内，不能让精液从套中流出来。

（9）将安全套取下时要小心，不要让安全套外层的阴道液沾到阴茎上。

（10）不要重复使用安全套。

何谓100%安全套使用项目

100%安全套使用项目是世界卫生组织向全世界推广的一个项目，目前已在我国多个省市和地区实施，指的是为了切断商业性性行为传播艾滋病病毒，必须做到3个100%，即：100%的娱乐场所（提供商业性性服务的场所）推广使用安全套；100%的性工作时间里使用安全套；100%的性服务人员在商业性性行为中使用安全套。

其目的是确保性服务者与嫖客之间性行为中安全套使用率达到100%，降低女性性工作者性病艾滋病的感染率，并预防艾滋病通过桥梁人群（嫖客）经性途径向一般人群传播和扩散。

第6章

预防保健
预防护理都做到，远离疾病活到老

艾滋病病毒感染者有权利结婚吗

我国婚姻法规定，只有"患有医学上不适合结婚的病种"的人才不能结婚。

艾滋病病毒不是我国法律禁止结婚的病种。

根据《关于对艾滋病病毒感染者和艾滋病病人的管理意见》中的规定，"艾滋病病人应暂缓结婚。艾滋病病毒感染者如申请结婚，双方应接受医学咨询"。

艾滋病感染者多为年轻人，有的潜伏期长达二十年以上，生活中感染者与常人没有什么不同，他们应该有结婚的权利。在双方自愿的情况下可以申请结婚，但为了避免传播艾滋病，必须在婚前接受艾滋病自愿咨询检测，根据检测结果接受相应的卫生保健咨询和行为指导。婚后，夫妇双方必须在性生活中百分之百地正确使用质量可靠的安全套，这样基本可以避免将病毒传染给另一方。

艾滋病病毒感染者可否怀孕生育

对于艾滋病病毒感染者的女性是否可以生育的问题，现行的法律并没有禁止艾滋病病毒感染者的生育权。

但是，这必须是当事人双方在获取充分的信息和咨询后才能做出选择。

首先，艾滋病病毒感染的女性，其婴儿在子宫内、分娩以及哺乳过程中均有可能发生感染，这种感染的概率约在15%～50%之间。虽然有效的抗病毒药物能够使感染的危险降到2%，但仍有一部分婴儿有可能被感染。此外，即使出生的婴儿是健康的，若父母双方均是艾滋病病毒感染者的话，由于艾滋病目前属于不能治愈的疾病，数年后可能发病死亡，这时他们的孩子也将成为孤儿，从而带来一系列的家庭和社会问题。

所以，我们对艾滋病病毒感染的女性，一般不鼓励生育。

如果当事人双方坚持生育的话，一定要做好预防措施，建议到医疗条件好的医院接受围产期与分娩时的监护。为了尽量避免将病毒传染给孩子，要采取以下措施：怀孕14周以后在医生的指导下进行预防性服药；选择剖宫产；婴儿出生后给予人工喂养。

发达国家利用这些办法可以将婴儿的感染概率降低到2%以下。此外，母亲在产后还应配合、协助医务人员做好新生儿的医学随访工作，虚心听取医务人员的意见，尽最大努力保证宝宝的健康。

艾滋病感染者能参加工作或劳动吗

艾滋病感染者在感染初期，如果身体状态比较好，没有任何症状，就可以参加力所能及的工作或劳动，这样不但可以使自己的生活更加充实，也可以通过在工作或劳动中与同事交流，放松情绪。

但要注意，工作量必须适度，避免过度劳累。

艾滋病患者是否能享受医疗保险

卫生部1999年4月20日颁布的《关于对艾滋病病毒感染者和艾滋病病人的管理意见》第2条第1款规定："艾滋病病毒感染者和艾滋病病人及其家属不受歧视，他们享有公民依法享有的权利和社会福利。不能剥夺艾滋病病毒感染者工作、学习、享受医疗保健和参加社会活动的权利，也不能剥夺其子女入托、入学、就业等权利。"

艾滋病病毒感染者或患者能出国或入境吗

回国人员在入境口岸被确认为艾滋病感染者可入境，但国境卫生检疫部门会按规定向当地疾病预防控制部门和上级卫生主管部门报告疫情，并通知他（她）户籍所在省的疾病预防控制部门负责他的医学管理工作。

外国人中，已到达我国国境口岸但按规定不准入境的艾滋病感染者，应当随原交通工具或所在国交通工具尽快离境，必要时由我国民航、铁路、交通部门安排其离境。

在离开我国国境前，由国境卫生检疫机关采取监护、消毒和隔离措施。

只要所去国家没有限制艾滋病病毒感染者或患者入境的规定，艾滋病病毒感染者或患者出国就不会受到限制，但要注意自我保护，并防止将病毒传播给他人。

享受免费抗病毒治疗的艾滋病患者看病需带哪些证件

享受免费抗病毒治疗的艾滋病患者看病需带本人身份证或户口

本，农村中的患者还要带所在村委会或乡政府或县级疾病预防控制部门开具的相关身份证明，城市中的患者还要带所在居委会开具的生活困难证明。

家属如何鼓励艾滋病感染者与别人和睦相处

家属要真诚关怀艾滋病感染者或患者，及时抚慰他们脆弱的心灵。如果周围的人还不知道实情，可以暂时保密，直到他们对艾滋病有了正确认识为止。这样有助于艾滋病感染者或患者与朋友及邻里保持良好、融洽的关系，受到应有的尊重，使感染者能够放松情绪，不感觉寂寞，缓解对立情绪，有利于感染者的身心健康。

如果周围的人已经知道了，并且表现得对艾滋病感染者很是排斥，家属应劝他们不要沮丧和悲伤，别人之所以歧视和冷落他们，是因为缺乏预防艾滋病的知识，同时又害怕自己被传染。

然而，要让他们相信，随着社区健康教育的进行和艾滋病关怀支持工作的开展，这种情况会有所改善，人们的态度和信念也会有所转变。

家属还应该鼓励他们逐步培养积极主动、乐观向上的态度，建立战胜疾病的自信心，学会不在乎他人的偏见，珍惜和维护友谊，尽量保持与朋友、邻里和睦相处，主动参加社区各种活动来放松心情。

感染了艾滋病病毒能上学吗

卫生部《关于对艾滋病病毒感染者和艾滋病病人的管理意见》中规定："艾滋病病毒感染者和艾滋病病人及其家属不受歧视，他们享有公民依法享有的权利和社会福利。不能剥夺艾滋病病毒感染者工作、学习、享受医疗保健和社会活动的权力，也不能剥夺其子女入托、入学、就业的权力"。

艾滋病主要通过血液途径、性途径和母婴途径传播，日常生活接触不会传染艾滋病。因此，艾滋病感染者的子女和青少年中的艾滋病感染者可以入学，不仅不该受到歧视，还应获得全社会的关心和爱护。但在学校期间，他们应注意采取健康的行为方式，避免将病毒传播给他人。

家属如何照顾艾滋病感染者

（1）尽可能创造一个有利于艾滋病感染者的生活环境。房间要保持清洁卫生、通风良好、阳光充足，还要定期消毒，并尽量减少各种因素造成的噪音。

（2）家属要认真仔细观察他们的生活规律有无变化，皮肤、口腔有无异常，大、小便次数及伤口有无出血与破裂等情况，并做好记录，及时反馈给医生。

（3）家属给他们提供充足的营养，注意饮食均衡和食品卫生。如果出现进食困难，要提供流质或半流质食物。

（4）家属应知道艾滋病感染者为家人做饭，并不会传播艾滋病病毒；但如果他们身上皮肤有破损的地方，在伤口长好之前不要做家务。他们在做饭之前要用肥皂和清水洗手，用热水和洗洁精清洗盘子等餐具，带泥土的食品要好好洗干净，特别是用粪便施肥的蔬菜。为了防止疾病的传播，家属应提醒家中每个人上完厕所后都要用肥皂洗手。

（5）家属要督促患者每天进行适量活动和体育锻炼，这样有利于增强体质、改善健康状况。家属可为艾滋病感染者提供针对各种症状的护理措施。

如果发现艾滋病感染者有口腔溃疡，家属要提醒他们用吸管喝汤或其他液体，这样可避免溃疡部位接触到杯子或碗而留下病毒；他们如果出现发热，家属要保持室内空气清新，用湿布抹皮肤降温或者给他们多喝些水、淡茶、淡汤、果汁等；当他们发生腹泻时，家属要及时给他们补充含盐分的液体，而不要给他们喝加糖果汁、甜茶水、饮料和咖啡，要让他们吃些营养品和容易消化的食物，并注意提醒他们少食多餐；他们如果出现皮肤炎症，家属要帮助他们涂抹保护性药膏以减轻痛苦，防止皮肤发干、开裂；如果患者呼吸困难，家属可按摩或在背后轻轻拍打帮助他们清除肺黏液，同时让他们多喝水、对着热蒸汽做深呼吸，这有助于化痰止咳，也可喝加糖或蜂蜜的热茶，或吃冰糖炖梨来减轻咳嗽；如果他们出现疼痛，家属要创造安静环境，帮助他们学会有规律地深呼吸来放松，或者通过讲故事、听音乐等转移他们注意力。需要时，家属要及时送艾滋病感染者到医院，寻求医务人员的帮助。

要创造一个平静、和谐、温馨的家庭环境，帮助艾滋病感染者克服悲观、恐惧、忧虑、孤独、愤怒等不良情绪，给予他们精神上的支持和关爱，主动与他们商讨问题，激发他们的自信心及生活的勇气；尽量维护他们尊严，尊重他们的合理要求及决定，多陪伴和安慰他们，让他们感受到被人关注、被人爱；要随时体会他们的感受，注意理解他们谈话中的感情色彩并给予积极的回应，促进双方情感交流，缓解他们的心理压力，并以自身积极、乐观的生活态度来影响和感染他们，让他们接受现实，调整心态，努力发掘生活的意义；

还要鼓励和帮助他们积极主动与外界沟通和交流，多参加社交活动，多与亲朋好友联系和沟通，帮助他们战胜疾病和解决生活、工作中的困难。

还可以请一些已调整好心态的艾滋病感染者来劝解他们，使他们更快地走出阴影与困惑，这样有利于改善他们的健康状况。

为何家属要关心支持艾滋病感染者

家庭是人们生活中最重要的精神支柱，艾滋病感染者希望家庭能够成为一个可以确信自己被人接受和被人爱的地方，一个不需要隐瞒自己情感和不被隔离的地方。

艾滋病感染者正常的社交活动受到不同程度的限制，他们往往会感到孤独。这时，家属应关心他们，成为他们对外沟通的桥梁。他们也往往存在各种生理、心理方面的障碍，处于痛苦和困境之中，非常需要得到家属的关心、照顾和帮助。他们可能比以前更在意亲人的言行和态度，甚至比较敏感，如果他们感到家人疏远、亲情淡漠，可能会完全丧失生活的勇气，自我放弃、自我封闭，甚至自杀或采取报复社会的过激行动。

因此，家属的关心和支持对他们非常重要，家庭成员是他们的精神支柱，平静、和谐、温馨的家庭环境能够帮助他们积极乐观地生活。

艾滋病患者如何进行自我关怀

首先，艾滋病患者自我关怀中要随时观察自己病情的变化，日常生活中积极采取各种疾病预防措施，搞好自己的营养、个人卫生，加强锻炼，提高机体的免疫功能，延缓病情的进展。

还要采取安全的行为和良好的生活方式，避免将疾病传播给家人。

此外，他们还可以通过参加各种自助活动，在艾滋病患者之间开展相互的关怀护理和生产自救。

但自我关怀也可能造成自我封闭，使艾滋病患者缺乏与外界的交流，自我保健、护理的能力有时也不够，有时也可能会感觉孤独。

所以，艾滋病患者的自我关怀要建立在医疗机构、社区、家庭关怀的基础上，有相应的医疗、心理、政策、经济、法律等方面的支持。

为何要对艾滋病病毒感染者和患者提供关怀

自从艾滋病在全世界流行以来，它已经给人类社会带来了巨大的危害。

艾滋病不仅给无数的家庭和个人带来了痛苦和死亡，还消耗了大量的物质资源、影响了经济的发展、造成了社会的不稳定、引发了一系列严重的社会问题。共同应对艾滋病的挑战是我们每一个社会成员的责任。

在与艾滋病抗争的过程中，向感染者和患者提供综合的关怀和支持是艾滋病防治策略的一个重要环节，它不仅是艾滋病病毒感染者和患者的需要，也是其他社会成员乃至全社会的需要。

对艾滋病病毒感染者和患者提供关怀有助于改善他们日益恶化的健康状况，提高他们的生活质量，使他们获得必要的艾滋病防治知识和情感、心理上的支持，增强他们战胜疾病的信心和能力，为他们创造一个宽松的没有歧视的社会环境，从而使他们能够像其他社会成员一样正常地生活和工作。

做好艾滋病病毒感染者和患者的关怀工作有助于控制艾滋病的进一步传播，因为通过自愿咨询检测，我们可以发现更多的艾滋病病毒感染者，从而减少他们在不知情的情况下将艾滋病病毒传染给别人；必要的防治知识和情感、心理支持可以使他们了解艾滋病的传播途径，保持良好的心态，在日常生活中注意避免把疾病传染给别人。

关怀工作还有助于保持社会的稳定，保证国民经济的正常运行和发展。如果我们不能有效地减少社会对艾滋病病毒感染者和患者的歧视，不能让他们安居乐业，势必会增加艾滋病病毒感染者和患者对社会的报复心理。

这不仅不利于控制艾滋病的传播，还会造成人际关系的紧张和冲突，以至于引发社会的不稳定。

关怀包括的内容有哪些

对艾滋病病毒感染者和患者进行关怀的内容包括许多方面。归纳为：咨询服务、医疗服务、预防和干预措施、精神和心理支持、尊重感染者和患者的合法权益以及减少歧视。

当然，关怀工作的内容不仅仅局限在以上几个方面。

每个国家的情况不同，同一个国家也会存在地区的差异，不同的感染者和患者又有不同的需求，所有这些决定了关怀工作应当因地制宜，应当以感染者和患者为中心。

为何不把艾滋病感染者全部隔离起来

不应把艾滋病感染者全部隔离起来，因为他们是社会公民，享有公民权利，再说我们的敌人是艾滋病病毒本身，而不是艾滋病感染者。本来他们已经生活在孤独无援、悲观、焦虑和绝望中，再去隔离他们，会使他们更觉孤独无助，甚至会失去生存的勇气，我们应真诚地同情、关怀和照顾他们。如把他们隔离不仅不利于预防和控制艾滋病，还会成为社会的不安定因素。

关心、帮助和不歧视艾滋病感染者，争取他们的积极参与和合作是预防与控制艾滋病的重要方面。我们应该知道与艾滋病感染者在日常生活和工作中的正常接触都不会感染艾滋病，艾滋病不像其他烈性传染病那样会主动传染给别人。因此更不应该把他们隔离起来，要尊重他们，让他们感受到社会的温暖。

艾滋病患者在饮食上的注意事项

（1）平时吃东西要多样化，一次不要吃得太饱，要适量，记住医生告诉你的关于在服药期间对营养的特殊需求，并注意在饮食中适当调整。

（2）在烹调蔬菜时要轻微烧制，不能时间过长，否则会破坏维生素。其次，有恶心、呕吐或腹泻的患者，饭做成软的或糊状会有助于饮食。

（3）养成良好的饮食习惯，不抽烟、不喝酒、不吃辛辣及刺激性食品。

（4）对吃饭有困难或保持体重和体力有困难的人，建议少吃多餐，饭里可以加一些植物油或花生酱，建议不吃生菜（不易消化而且可能被污染），服用一些维生素，多喝水。